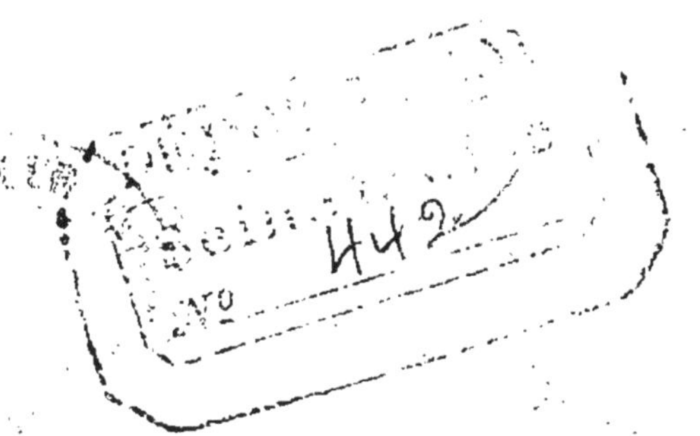

FORMULAIRE

DES

MÉDICATIONS NOUVELLES

ET DES

TRAITEMENTS NOUVEAUX

BIBLIOTHÈQUE DE THÉRAPEUTIQUE publiée sous la direction de A. Gilbert et P. Carnot.

VOLUMES PARUS :

Radiothérapie, Radiumthérapie, Rœntgenthérapie, Photothérapie, par les Drs Oudin et Zimmern, 1913, 1 vol. de 492 p., avec 105 fig.. 14 fr.

Mécanothérapie, Hydrothérapie, par Fraikin, Grenier de Cardenal, Constensoux, Tissié, Delagenière, Pariset. 1909, 1 vol. in-8 de 404 p., avec 114 figures, cartonné........................ 8 fr.

Kinésithérapie, Massage, Mobilisation, Gymnastique, par Carnot, Dagron, Ducroquet, Nageotte-Wilbouchewitch, Cautru, Bourcart, 1909, 1 vol. in-8, 560 pages, avec 356 figures, cartonné....... 12 fr.

Électrothérapie, par le Dr Nogier, 1909, 1 vol. in-8, cartonné. 10 fr.

Médicaments microbiens, Bactériothérapie, Vaccination, Sérothérapie, par Metchnikoff, Sacquépée, Remlinger, L. Martin, Vaillard, Dopter, Besredka, Salimbeni, Dujardin-Beaumetz, Calmette. 2e *édit.*, 1912, 1 vol. in-8 de 404 pages, avec figures, cart............ 12 fr.

Psychothérapie, par le Dr André Thomas, avec introduction du professeur Dejerine, 1912, 1 vol., 519 pages.......................... 12 fr.

Thérapeutique des Maladies cutanées et vénériennes, par les Drs Ch. Audry, J. Nicolas et Durand. 1909, 1 vol. in-8, cartonné.... 12 fr.

Crénothérapie, Climatothérapie, Thalassothérapie, par les Profrs Landouzy, A. Gautier, Moureu, de Launay, les Drs Heitz, Lamarque, Lalesque, P. Carnot. 1910, 1 vol. in-8, cart................. 14 fr.

Médicaments animaux. Opothérapie, par le Dr Paul Carnot. 1911. 1 vol. in-8 de 602 p., avec 90 fig., cart...................... 12 fr.

Technique thérapeutique chirurgicale, par les Drs V. Pauchet et Ducroquet. 1911, 1 vol. in-8 de 543 p., avec 552 fig., cart....... 15 fr.

Régimes alimentaires, par le Dr Marcel Labbé. 1910, 1 vol. in-8, de 585 pages avec 41 figures, cart........................ 12 fr.

Thérapeutique urinaire, par les Drs Achard, Paisseau, Marion. 1910. 1 vol. in-8 de 516 pages avec 204 figures, cart.............. 12 fr.

Thérapeutique des Maladies respiratoires et de la tuberculose pulmonaire, par les Drs Hirtz, Rist, Ribadeau-Dumas, Tuffier, J. Martin, Kuss. 1911, 1 vol. in-8 de 713 pages, avec 85 figures, cart..... 14 fr.

Médications générales, par les Drs Ch. Bouchard, H. Roger, Sabouraud, Sabrazès, Pouchet, Balthazard, Langlois, Bergonié, Carnot, Marie, Clunet, Pinard, Apert, Maurel, Rauzier, Lépine, Albert Robin, Coyon, Chauffard, Widal et Lemierre. 1911, 1 vol. in-8, cart. 14 fr.

Médications symptomatiques (circulatoires, hématiques, nerveuses), par Mayor, P. Carnot, Grasset, Rimbaud, Guillain, 1914, 1 vol. in-8 de 500 pages, cartonné.................................... 12 fr.

Thérapeutiques des Maladies infectieuses, par M. Garnier, Nobécourt, Noc, P. Lereboullet. 1913, 1 vol. in-8 de 639 pages, avec figures, cartonné.. 12 fr.

Thérapeutique gynécologique et obstétricale, par les Drs Jeannin et Guéniot, 1913, 1 vol. in-8 de 756 pages avec 319 figures........ 14 fr.

BOCQUILLON-LIMOUSIN. — **Formulaire des Médicaments nouveaux** par Bocquillon-Limousin, 26e *édition*. 1914. 1 vol. in-18, cart.. 3 fr.

GARDETTE (V.). — **Formulaire des spécialités pharmaceutiques pour 1914.** 1 vol. in-18 de 426 pages, cartonné.................... 3 fr.

GILLET (H.). **Formulaire d'hygiène infantile individuelle.** — Hygiène à la maison. 1898, 1 vol. in-18 de 288 pages, avec 59 figures, cart. 3 fr.

— **Formulaire d'Hygiène infantile collective.** — Hygiène à l'école, à la crèche, à l'hôpital. 1899, 1 vol. in-18, avec 47 figures, cart... 3 fr.

— **Albuminuries intermittentes** (seconde enfance, adolescence). 1902, 1 vol. gr. in-8 de 184 pages.............................. 4 fr.

HERZEN. — **Guide Formulaire de Thérapeutique,** 8e *édition*. 1914, 1 vol. in-18, 1012 pages, relié................................ 10 fr.

MARTIN (O.). — **Nouveau Formulaire magistral de Thérapeutique clinique et de Pharmacologie,** 6e *édition*. 1914, 1 vol. in-18 de 892 p. relié... 10 fr.

MANQUAT (A.). — **Traité élémentaire de Thérapeutique de Matière médicale et de Pharmacologie,** 6e *édition*. 1913-1914, 4 vol. in-8. 40 fr.

FORMULAIRE

DES

MÉDICATIONS NOUVELLES

ET DES

TRAITEMENTS NOUVEAUX

POUR 1914

PAR

LE Dr H. GILLET

ANCIEN INTERNE DES HÔPITAUX DE PARIS

CHEF DE SERVICE A LA POLICLINIQUE DE PARIS

NEUVIÈME ÉDITION ENTIÈREMENT REFONDUE

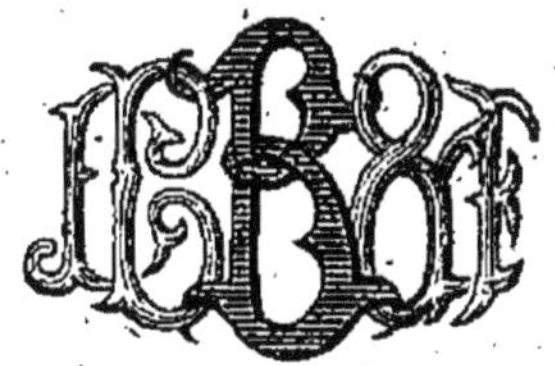

PARIS

LIBRAIRIE J.-B. BAILLIÈRE ET FILS

19, rue Hautefeuille, près du boulevard Saint-Germain

1914

AVERTISSEMENT
DE LA NEUVIÈME ÉDITION

L'épuisement rapide des éditions de ce *Formulaire des médications nouvelles* nous a imposé l'obligation d'en rendre la publication annuelle.

Malgré le peu de temps écoulé entre les éditions, nous procédons chaque fois à une révision complète du volume. Nous maintenons et condensons tout ce qui garde encore un caractère d'actualité.

Les matériaux nouveaux ne manquent pas.

Tout en conservant dans l'ensemble l'ordre alphabétique, nous avons le plus possible groupé les médications et les traitements similaires en autant de petites monographies.

Pour permettre au lecteur de recourir aux sources, nous avons fourni les indications bibliographiques nécessaires.

Nous remercions le public médical de l'accueil

empressé qu'il manifeste de plus en plus à ce formulaire. Nous nous efforçons et nous nous efforcerons à l'améliorer et comme fond et comme forme, afin qu'il rende le plus de services possible aux praticiens.

H. Gillet.

Janvier 1914.

FORMULAIRE
DES
MÉDICATIONS NOUVELLES
ET DES
TRAITEMENTS NOUVEAUX

ANALGÉSIQUE (MÉDICATION)[1].

Nature, mode d'administration et doses.

Iodure de sodium pur et desséché.. 0gr,02 centigr.
Eau distillée........................ 2 grammes.

Stériliser à chaud.

Injecter en une fois dans le tissu cellulaire ou dans les muscles.

Au besoin, répéter une seconde fois dans la journée ou même plus.

Effets. — *Locaux :* rien ordinairement.

Généraux : Parfois, courte et légère élévation thermique, 38° (procrise), malaise vague.

Sédation plus ou moins rapide, immédiate ou progressive de la douleur après la première injection.

---

[1] J.-L. CHAMPION, De l'action sédative de l'iodure de sodium injecté à faible dose (*Presse médic.*, 18 décembre 1912, p. 1055). — Des injections associées d'iodure de sodium et de cacodylate de soude, en particulier dans les états mélancoliques (*Presse médic.*, n° 42, 21 mai 1913, p. 418).

En y associant le cacodylate de soude à la dose de 5 à 10 centigrammes, soit simultanément, soit alternativement, on obtient un effet tonique sur le système nerveux.

Indications. — *Névralgies intercostales* et autres, *lumbago; céphalée d'origine variée; points de côté de la pneumonie, de la pleurésie; douleurs de nature variée*, de l'inflammation, phlegmon, abcès, sinusite, phlébite, arthrite, iritis, palpitations, vertiges, dyspnées, pseudo-angor pectorale, états mélancoliques.

ANESTHÉSIQUE ET HYPNOTIQUE (MÉDICATION INTRAVEINEUSE)[1].

Nature, mode d'administration et doses.

Paraldéhyde..... 0,05 à 0,10 centigr. jusqu'à 0,15
Ether............ Q. S.

Mélanger intimement.

Dissoudre dans :

Solution froide à 1 p. 100 NaCl
dans l'eau distillée............ 150 cent. cubes.
(Absolument exempte de toute bactérie morte).

Injecter dans une veine *lentement*, à la vitesse de 30 à 60 centimètres cubes par minute.

Effets. — Au bout de cinq secondes, sensation du goût de paraldéhyde.

A dix secondes, présence de paraldéhyde dans l'air expiré, sensation de chaleur générale.

A trente secondes, début de la perte de la conscience.

---

[1] Noel et Souttar, La paraldéhyde en injection intraveineuse (*Soc. de méd. et de chir. de Bordeaux*, mars 1913).

A quarante secondes, perte de la connaissance complète.

A soixante secondes, sommeil profond.

A quatre-vingt-dix secondes, absence de réflexe cornéen, anesthésie complète.

A vingt minutes, réveil.

A trente minutes, retour complet à l'état normal.

Au cas de repos, sans provocation de réveil, sommeil pouvant se prolonger six heures.

Quelquefois associer, pour rendre l'anesthésie moins fugace, le bromure de potassium ou le chloral en ingestion ou en lavement ou même par la sonde nasale.

Indications. — *Petites opérations*, extractions dentaires, sutures, etc. principalement chez les alcooliques, chez les cardiaques ou les pulmonaires.

ANTIADIPEUSE (MÉDICATION)[1].

Nature du médicament. — Belladone.

Mode d'administration. Doses.

Teinture de belladone.................. XV gouttes.

Trois fois par jour, quinze à vingt minutes avant chaque repas.

Résultats. — Baisse rapide de poids et amélioration de l'état cardiaque.

Action. — Diminution de la sécrétion gastrique par sédation portant sur les nerfs de l'estomac. Peut-être action élective sur le cœur.

[1] FÉLIX KRANKE, La belladone dans le traitement de l'obésité (*Mediz. Klinik.*, 1913, nº 25).

ANTIALBUMINURIQUE (MÉDICATION).

MÉDICATION ALCALINE[1] :

Nature du médicament. — Bicarbonate de soude.

Dose. — Jusqu'à 9 grammes par jour.

Effets. — Diminution ou disparition de l'albuminurie et de la cylindrurie.

Le plus souvent, diminution parallèle de l'acidité urinaire, de l'albuminurie et de l'ammoniurie. Au contraire, il n'y a aucun parallélisme entre le degré de l'albuminurie et la quantité d'acide urique éliminée.

D'autre part, diminution de l'acidité urinaire accompagnée, maintes fois, d'augmentation de la diurèse et de la chlorurie.

Amélioration de l'état général.

Indications. — *Néphrites* avec albuminurie et cylindrurie, de préférence aux albuminuries orthostatiques qui restent non modifiées, de même les néphrites graves avec urémie.

Voir aussi *Médication calcique*.

ANTIAMIBIENNE (MÉDICATION)[2].

Principe de la méthode. — L'émétine semble

---

[1] R. von Hoesselin, L'ingestion de bicarbonate de soude ferait disparaître certaines albuminuries (*Münchner medic. Wochenschrift*, 17 août 1909). — Influence exercée par les alcalins sur l'acidité de l'urine, sur l'albuminurie, sur la diurèse et sur l'élimination des chlorures (*Deutsch. Archiv. f. klin. Medicin*, 1912, t. CV, p. 147).

[2] Rogers (Calcutta), Amœbic colitis in India : prevalence, diagnosis and emetine cure (*Lancet*, 19 oct. 1912). — The rapid and radical cure of amœbic dysenterie and hepatis by the

exercer une action spécifique sur les amibes qu'elle tue instantanément en solution au 10 000e et en quelques minutes en solution au 100 000e.

1° *Contre la dysenterie.*

Chlorhydrate d'émétine.......	0,035 milligrammes.
Eau distillée..................	1 cent. cube.

Pour une injection sous-cutanée. Deux injections dans la journée pendant deux jours.

Dans les cas graves, porter la dose de chlorhydrate d'émétine à 0,05 centigrammes. On peut ajouter des lavements à 0,12 centigrammes.

2° *Contre l'hépatite.*

0,025 milligrammes de chlorhydrate d'émétine. Deux injections sous-cutanées par jour.

3° *Contre l'abcès hépatique.*

1° Évacuation du pus par aspiration.
2° Injection par la canule :

Chlorhydrate d'émétine.......	0,05 à 0,08 centigr.
Eau distillée..................	30 à 40 cent. cubes.

3° Continuer quelques jours des injections sous-cutanées à 0,025 milligrammes.

Action. — 1° Mort des amibes en circulation.

2° Disparition de la leucocytose et de la suppuration.

---

hypodermic injection of soluble salts of emetine (*Therapeutic Gazette*, 16 déc. 1912). — A. Chauffard, Grand abcès amibien du foie. Guérison rapide par le traitement chirurgical suivi de la cure d'émétine (*Soc. méd. des hôpitaux*, 14 mars et 11 avril 1913).

Indications. — *Dysenterie amibienne, abcès amibiens, amibiose* en général.

ANTIANAPHYLACTIQUE (MÉDICATION).

Voir *Sérum antidiphtérique.*

ANTIANÉMIQUE (MÉDICATION).

Nature de la préparation, mode d'administration, dose. — Glycérine pure.

Par jour, 3 cuillerées à bouche, jusqu'à 70 grammes dans la journée.

Résultats. — Le taux de l'hémoglobine est remonté de 30 à 100 p. 100, les globules rouges passent de 1.110.000 à 4.400.000 (Wieting).

Augmentation du poids; amélioration de l'état général.

Indications. — *Anémie pernicieuse* [1].

ANTIASTHMATIQUE (MÉDICATION).

Adrénaline	0gr,01 centigr.
Eau distillée	10 cent. cubes.

Mode d'administration. — Injection sous-cutanée.

Dose. — Un demi-milligramme, soit 0cc,50 de la solution précédente.

---

[1] Muktedir Effendi, Traitement de l'anémie pernicieuse au moyen de la glycérine (*Deutsche medizinische Wochenschrift* 1911, n° 20).

Autre mode d'administration [1] : *injection intra-trachéale.*

Solution d'adrénaline au millième..	1 cent. cube.
Novocaïne..........................	0gr,30 centigr.
Chlorure de sodium.................	0gr,08 centigr.
Eau................................	10 cent. cubes.

Injecter avec une seringue laryngée; une à deux injections par semaine pendant plusieurs mois.

Chez les sujets très sensibles, faciliter la manœuvre par une pulvérisation préalable à l'entrée du larynx avec une solution d'alypine ou de novocaïne à 20 p. 100.

Résultats. — Cessation de l'accès en dix à quinze minutes.

Indications. — Accès d'*asthme* [2].

ANTIASYSTOLIQUE (MÉDICATION). — Injections sous-cutanées d'oxygène [3].

Nature et mode d'administration. — Oxygène pur filtré.

Injections sous-cutanées; faire l'injection lentement dans une région à tissu cellulaire sous-cutané lâche, par exemple à la cuisse.

Dose. — 1/2 à 3/4 de litre d'oxygène par injection. Au besoin renouveler l'injection.

---

[1] Grumwald, Moyen simple de pratiquer les injections médicamenteuses intra-trachéales dans l'asthme (*Munch. med. Wochenschr.*, 1913, n° 25).

[2] Von Nogié, L'adrénaline en injections sous-cutanées contre l'accès d'asthme bronchique (*Berliner klin. Wochenschrift*, 9 mars 1909).

[3] Pouy, Injections sous-cutanées d'oxygène (*Société de médecine militaire française*, 4 mai 1911).

Résultats. — Relèvement rapide du pouls et sédation de la dyspnée.

Indications. — *Asystolie grave, dyspnées diverses.*

ANTIBASEDOWIENNE (MÉDICATION).

Principe de la méthode. — La maladie de Basedow, ou mieux de Parry-Graves qui l'ont les premiers décrite, tient à une exaltation de la fonction thyroïdienne. Les modérateurs de cette fonction sont indiqués.

Nature du médicament. — Salicylate de soude (Chibret, Terson, Lannois, Guillon, Lavrand[1]).

Dose. — 2 grammes par jour.

Indications. — *Maladie de Basedow.*

ANTICANCÉREUSES (MÉDICATIONS).

MÉTHODE DES ANTIFERMENTS.

Principe de la méthode. — Les tissus cancéreux sont plus riches en ferments que les tissus normaux. De plus, ces ferments ont besoin d'une substance activante, la lécithine; il faut détruire lécithine et ferment.

Nature des agents médicamenteux. — 1° Sérums animaux, sérum bovin en particulier, liquide d'hydrocèle.

2° Arsenic (atoxyl), quinine (lactate de).

Pour détruire la lécithine : sérum bovin et cholestérine.

---

[1] LAVRAND, Traitement de la maladie de Basedow par le salicylate de soude (*Journal des sciences médicales de Lille*, 1908, n° 25).

Pour détruire les ferments : les agents médicamenteux.

Dose. — Sérum, de 20 à 60 centimètres cubes ; médicaments, doses habituelles.

Mode d'administration. — Les sérums en injections sous-cutanées, les médicaments soit en injections, soit par la bouche.

Indications. — *Cancer*[1] et tumeurs en général.

CHLORATES.

Principe de la méthode. — Les chlorates auraient à côté d'une action locale une action générale.

Nature du médicament. — Pour cet usage, Barbarin propose la solution :

Chlorate de magnésie..............	30 grammes.
Eau stérilisée......................	120 —
	(Barbarin[2]).

1 à 3 cuillerées à café par jour.

Continuer pendant un temps suffisant, jusqu'à résultat.

Indications. — *Cancer en général*, cancer d'organes internes peu accessibles aux moyens chirurgicaux.

---

[1] HOFBAUER, Traitement du cancer par les antiferments (*Réunion libre des chirurgiens de Berlin*, 15 juin 1908 ; *Semaine médicale*, 9 décembre 1908).

[2] BARBARIN, Traitement des cancers par les dérivés chlorés (*Société des chirurgiens de Paris*, 23 avril 1909).

HYPOCHLORITES.

Nature du médicament[1].

Potasse caustique......................	4 grammes.
Soude caustique......................	4 —
Eau......................	1 litre.

Faire passer dans cette solution à saturation du chlore lavé.

Mode d'administration. — Injections sous-cutanées, épaule ou cuisse, près des ganglions de l'organe atteint.

Dose. — 1,50 à 2 centimètres cubes chaque jour

Effets. — *Au lieu de l'injection.* — Rien.

Du côté de la tumeur. — Disparition lente.

Du côté de l'état général. — Retour à la santé.

Indications. — *Cancer* récidivé, ganglions cancéreux à distance.

ANTICANCÉREUSE LOCALE.

Principe de la méthode. — Détruire sur place les éléments cancéreux[2].

Nature du médicament. — Formol en solution officinale.

Dose. — 5 à 60 grammes.

Mode d'administration. — Injection intranéoplasique.

Mode d'action. — Sphacèle partiel de la tumeur

---

[1] J.-E.-A.-G. Baker, *British medical Journal*, 4 sept. 1909.

[2] Laurent (de Bruxelles), Traitement du cancer par les injections de formol (*Académie de médecine de Paris*, 23 novembre 1908).

et résorption du reste par la réaction leucocytaire et inflammatoire.

Indications. — *Cancers superficiels.*

Voir : *Colloïdale (médication), cuivre, opothérapie associée, foie, rate et pancréas, radiumthérapie.*

ANTICHARBONNEUSE (MÉDICATION).

Nature du médicament. — Pyocyanase [1].

Voir : *Antidiphtérique (médication), ferment pyocyanique.*

ANTICHOLÉRIQUE (MÉDICATION).

Principe de la méthode. — L'infection cholérique aboutissant à une intoxication par l'acide nitreux, par décomposition des nitrates [2] en nitrites et acide nitreux, l'indication se pose : 1° d'entraver la décomposition des nitrates ; 2° de neutraliser l'acide nitrique formé.

Nature du traitement. — A. Ne pas introduire de nitrates.

Régime : Supprimer de l'alimentation les produits contenant des nitrates : concombres, cornichons, radis, raves, navets, choux, salades.

Ne pas prescrire de sous-nitrate de bismuth.

B. Faciliter l'élimination de l'acide nitreux.

1° Lavage de l'estomac avec des solutions alcalines, ou bien avec une solution de méta-diamido-benzol ;

---

[1] L. Fortineau, Le traitement curatif du charbon par la pyocyanase (*Académie des sciences*, 30 mai 1910).

[2] R. Emmerich, Le syndrome du choléra serait l'effet d'une intoxication nitreuse (*Münchner medic. Wochenschrift* 21 sept. 1909).

qui forme avec l'acide nitreux des combinaisons non toxiques.

2° Injecter cette solution sous la peau.

3° Inhalations d'oxygène (J. Haldane) sous cloche pneumatique.

En somme, traitement de l'empoisonnement par les nitrites.

ANTICHORÉIQUE (MÉDICATION) (Rocaz [1]).

Principe de la méthode. — Action inhibitrice des sels de magnésie sur le système nerveux.

Nature de la préparation. — Mode d'administration. — Doses :

Sulfate de magnésie pur et non effleuri..	25 grammes.
Eau distillée stérilisée....................	75 —

Préparer peu à l'avance.

Retirer 10 centimètres cubes de liquide céphalo-rachidien ; injecter 2 centimètres cubes de la solution dans la cavité rachidienne, le sujet à plat. Après l'injection, surélever les pieds pour faciliter l'ascension du liquide vers la partie supérieure de la moelle.

Répéter l'injection une seconde fois.

Effets. — Deux heures après l'injection, disparition de la chorée dans les membres inférieurs, atténuation dans les membres supérieurs.

---

[1] Rocaz, Traitement de la chorée par les injections intrarachidiennes de sulfate de magnésie (*Gaz. hebd. des sc. méd. de Bordeaux*, 27 août 1911).

Pour atténuer l'état de dépression, injection sous-cutanée de 10 centigrammes de caféine.

ANTICOQUELUCHEUSES (MÉDICATIONS).

Voir : *Sérothérapie anticoquelucheuse.*

QUINISATION.

Des résultats satisfaisants ont été publiés par le Dr Bardet[1].

Dose. — 15 centigrammes jusqu'à 20 centigrammes par année d'âge.

Contre-indication. — Intolérance quinique.

CHLOROFORMISATION MÉDICALE (*coqueluche et affections spasmodiques*).

Application de la chloroformisation à quelques affections médicales spasmodiques.

Nature du médicament. — Chloroforme anesthésique chimiquement pur et récemment distillé.

Mode d'administration. — A l'aide d'un appareil à anesthésier permettant un bon dosage (de Rothschild), cinq minutes jusqu'à résolution seulement.

La durée moyenne de la coqueluche est raccourcie.

Indications. — *Convulsions diverses, affections spasmodiques* et, en particulier, *coqueluche, tétanie* (Escherich). Même médication déjà appliquée à l'*éclampsie puerpérale.*

---

[1] Bardet, La quinine dans la coqueluche (*Société de thérapeutique*, Paris, 1907).

MORPHINISATION (TRIBOULET[1]).

Nature du médicament et dose. — Chlorhydrate de morphine en solution.

Commencer par un quart de centigramme et aller jusqu'à 1 centigramme pour une injection, même chez le nourrisson.

Effets. — Grande tolérance. Diminution des quintes, des vomissements[2]. Raccourcissement de durée de la maladie.

Inconvénient. — Quelquefois somnolence.

VACCINATION.

Principe de la méthode. — Influence du vaccin jennérien sur la coqueluche (Cacho, Pesa, Celli).

Nature de l'agent thérapeutique. — Mode d'administration. — La lymphe vaccinale ordinaire. Multiplier les piqûres et inoculer de grandes quantités de lymphe vaccinale.

Vacciner même les enfants déjà vaccinés.

Voir : *Ponction lombaire.*

ANTIDIABETIQUES (MÉDICATIONS).

ACIDE.

Principe de la méthode. — Remédier à la déminéralisation.

---

[1] TRIBOULET, Les injections de morphine dans la coqueluche (*Société de pédiatrie*, octobre 1908).

[2] COMBY et MARFAN, Traitement de la coqueluche par la morphine, discussion (*Société de pédiatrie*, 18 mai 1909).

Nature. — Acide phosphorique[1] (Joulie) :

Acide phosphorique..................	15 grammes.
Phosphate acide de sodium..........	30 —
Eau distillée..........................	250 —

Une cuillerée à café, dans la boisson, aux repas. Ou en limonade :

Acide phosphorique officinal........	28 grammes.
Alcoolature d'orange................	20 —
Sirop de sucre......................	250 —
Eau distillée......... Q. S. p. faire	1 litre.

(BARDET.)

100 centimètres cubes contiennent 1 gramme d'acide anhydre, au titre de 35,4 p. 100.

Dose. — La dose d'acide phosphorique anhydre est de 1 à 5 ou 6 grammes par jour, dans 1 à 6 demi-verres ordinaires à boire de 200 centimètres cubes.

ALCALINE DANS LE COMA DIABÉTIQUE.

On a repris dans le coma diabétique comme curatif et encore mieux comme préventif, les *injections intraveineuses* de bicarbonate de soude, d'après la formule :

Bicarbonate de soude................	3 grammes.
Eau distillée.........................	97 —

Dose. — 500 cc., répétée à plusieurs reprises.

Indications. — *Coma diabétique* et toutes les *intoxications acides*[2].

---

1 CAUTRU, Traitement du diabète par l'acide phosphorique (*Société de thérapeutique*, 28 avril 1909).

2 LABBÉ et CARRIÉ, Acidose diabétique traitée par les injections intraveineuses de bicarbonate de soude (*Société médicale*

RÉNOVATION [1].

Voir : *Médication rénovatrice.*

ANTIDIARRHÉIQUE (MÉDICATION).

LAIT ALBUMINEUX [2].

Principe de la méthode. — Restreindre le beurre et la lactose.

Le *lait albumineux* ne contient que 14 grammes de sucre, la quantité habituelle de beurre, 36 à 40 grammes, mais l'albumine (caséine, albumine et globuline) est augmentée, 27 grammes au lieu des 12 grammes du lait.

Doses. — 30 centimètres cubes seulement dans les cas graves d'intoxication alimentaire, autrement comme le lait ordinaire. En tous cas, toujours, début à petites doses; continuer, si besoin six à huit semaines.

Résultats. — Cessation de la diarrhée, des vomissements et des troubles généraux sauf le poids qui ne remonte que par l'adjonction d'hydrates de carbone.

Indications. — *Troubles gastro-intestinaux divers.*

---

des hôpitaux, 9 juin 1911, et *Soc. de méd. de Paris*, 13 oct. 1911). — RATHERY, Les injections intraveineuses de bicarbonate de soude dans le coma diabétique (*Paris médical*, 4 nov. 1911).

[1] GUELPA, Traitement du diabète par la diète et la purgation (*Société de thérapeutique*, janvier 1909).

[2] FINKELSTEIN et L. F. MEYER, Traitement des troubles gastro-intestinaux des nourrissons par le lait albumineux (*Société de médecine de Berlin*, 25 mai et 1er juin 1910).

ANTIDIPHTÉRIQUES (MÉDICATIONS).

FERMENT PYOCYANIQUE (PYOCYANASE[1]).

Principe de la méthode. — Dissoudre, par un ferment bactériolytique, le bacille diphtérique.

Nature et mode de préparation du médicament. — Culture en milieu liquide de bacille pyocyanique filtrée, évaporée dans le vide jusqu'au dixième.

Mode d'administration. — En pulvérisations dans la gorge et la trachée. En inhalations avec des vapeurs chaudes.

Dose. — 3 à 4 centimètres cubes de pyocyanase chauffée à 40°.

Indications. — *Diphtérie*, mais aussi contre les affections à microbes divers : *choléra*, *fièvre typhoïde*, *peste*, *blennorragie*, *grippe*, *méningite*.

AIR CHAUD[2].

Principe de la méthode. — La sensibilité très grande du bacille diphtérique à la chaleur a suscité les applications de chaleur.

Nature et mode d'application. — Inhalation d'air chaud par la bouche ou par le nez.

Effets. — Action bactéricide.

A combiner avec l'action antitoxique du sérum de Roux.

---

[1] R. EMMERICH, Le ferment pyocyanique (pyocyanase) comme moyen très efficace de traitement de la diphtérie (*Münchner medicinische Wochenschrift*, 5 et 12 novembre 1907).

[2] ROBERT RENDU (Lyon), Nouveau traitement de la diphtérie par les inhalations d'air chaud (*Assoc. franç. pour l'avanc. des sciences*, Nîmes, août 1912).

STAPHYLOCOCCUS PYOGÈNES AUREUS[1].

Principe de la méthode. — Antagonisme entre le *staphylococcus aureus* et le bacille diphtérique.

Nature de la préparation et mode d'administration. — Culture pure de *staphylococcus pyogenes aureus* provenant d'un furoncle.

Badigeonnages avec la culture pure des parties infectées.

Répéter, si besoin, jusqu'à 4 fois la journée. Répéter plusieurs fois à un ou deux jours d'intervalle.

Effet. — Disparition rapide des bacilles diphtériques, mais persistance des streptocoques, sans inconvénient apparent.

Indications. — Diphtérie, convalescence avec persistance de bacille et chez *tous les porteurs de bacilles*.

Voir : *Sérum antidiphtérique*.

ANTIÉRYSIPÉLATEUSE (MÉDICATION) (antiphlogistique et calmante).

Nature et mode d'application. — Solution saturée de *sulfate de magnésie*. Appliquer sur la partie malade de la gaze pliée en 10 ou 15 épaisseurs, ou une plaque de coton hydrophile. Recouvrir d'un imperméable.

---

[1] H. PAGE (de Manille), Traitement des porteurs de germes diphtériques au moyen de badigeonnages locaux de la région infectée à l'aide de culture de *staphylococcus pyogenes aureus* (*New-York med. Journ.*, nº 13).

Imbiber le pansement deux fois par jour.

Ne pas laver la partie malade pendant le traitement.

Résultats. — Diminution de la tuméfaction ; disparition des douleurs, chute de la fièvre.

Indications. — *Erysipèle, phlegmon, rhumatisme.*

OPOTHÉRAPIE THYROÏDIENNE dans les érysipèles à répétition (L. Lévy).

ANTIFERMENTATIVE (MÉDICATION). — ANTIFERMENTOTHÉRAPIE ou TRAITEMENT PAR LES ANTIFERMENTS PROTÉOLYTIQUES.

Principe de la méthode. — Les leucocytes polynucléaires et les liquides qui en renferment : pus, salive, abcès, etc., produisent un ferment ou leucorotéase dont la substance active, la leucofermentine, digère, en plus des microbes, le tissu en contact avec ces liquides.

Ce ferment provoque réactionnellement un antiferment ou anticorps, qu'on rencontre dans le sang, les sérosités pleurale, péritonéale, sérosité de l'hydrocèle, etc.

Nature et mode d'administration des produits[1]. — Injection, après ponction, dans les abcès ou autres collections, de 10 à 20 centimètres cubes de sérosité, d'hydrocèle, d'ascite, etc.

En Allemagne, on prépare un antiferment spécial

1 LAURENCE, La protéase leucocytaire dans les suppurations, Thèse de Paris, 1909.

obtenu avec un sérum de chevaux auxquels on fait des injections répétées de trypsine.

Résultats. — 2 à 5 heures après l'injection, chute de la température et retour à la normale. Parfois résultats peu nets [1]; le lendemain, cessation de la douleur et des phénomènes inflammatoires, diminution, cessation de la suppuration ou remplacement par de la sérosité.

Indications. — Surtout *abcès chauds*, moins dans phlegmons, fistules et abcès anfractueux, arthrites suppurées, ostéomyélites.

ANTIGOUTTEUSE (BAINS D'EAU DISTILLÉE).

Principe de la méthode. — L'eau distillée absorbe très facilement les substances salines. D'où l'idée de l'employer en bains locaux (Leyden [2]).

Nature du traitement. — Bains d'*eau distillée* chauds, locaux. *Durée* : dix minutes à un quart d'heure.

Tous les deux ou trois jours.

Effets. — Diminution de la douleur et de la rougeur, puis de la tuméfaction.

Indications. — *Goutte* articulaire.

---

[1] M. Hirsch, Sur le traitement des processus suppuratifs par les antiferments (*Société imp. roy. des médecins de Vienne*, 21 janvier 1910).

[2] H. Leyden, Les bains d'eau distillée dans la goutte (*Zeitschrift für physikal. u. diæt. Therapie*, mars 1909).

ANTIHÉMOPTOÏQUE (MÉDICATION)[1].

Principe de la méthode. — Les médicaments par ingestion buccale agissent trop lentement.

Nature du médicament et administration.

Ergotine	0,50 centigr.
Morphine	0,001 milligr.
Eau distillée	1 cent. cube.

Mode d'administration. — En *injection intraveineuse* avec les précautions habituelles.

Indications. — *Hémoptysie.*

Autres médications antihémoptoïques[2] :

1° ***Émétine.***

Chlorhydrate d'émétine	0,04 centigr.
Eau distillée	1 cent. cube.

En *injection hypodermique.*

2° ***Extrait d'hypophyse*** (Ritz).

En injection intraveineuse et sous-cutanée.

(Voir *Opothérapie hypophysaire*).

ANTIHÉMORRAGIQUE (MEDICATION).

PEPTONE.

Nature du médicament et mode d'administration.

Peptone pure	5 grammes.
Chlorure de sodium	50 centigr.
Eau distillée	100 grammes.

En injections sous-cutanées[3].

---

[1] C. Carmagnano, L'injection intraveineuse d'ergotine et de morphine dans les hémoptysies tuberculeuses (*Gazetta degli osped. e delle clin.*, 1912, n° 121).

[2] Flandin et Joltrain, Emploi de l'émétine dans le traitement d'une hémoptysie tuberculeuse (*Soc. méd. des hôpitaux*, 11 avril 1913).

[3] F. Perussia, Traitement des états hémorragiques au moyen des injections de peptone (*Gazzetta degli ospedali e delle cliniche*, 1912, n° 72).

Doses. — Injecter à la fois 5 centimètres cubes. Répéter l'injection une ou deux fois par semaine. ou :

Peptone de Witte....................	3 grammes.
Chlorure de sodium..................	50 centigr.
Eau distillée........................	100 grammes.

Filtrer à chaud, stériliser à 120°. En lavements de 10 à 20 centimètres cubes; chez l'enfant, 5 à 10 centimètres cubes (Nobécourt et Tixier).

Indications. — *Hémorragies* diverses, dentaire, *hémophylie, purpura.*

NUCLÉINATE DE SOUDE.

Nature et dose du médicament. — Nucléinate de soude, 10 à 20 centigrammes chaque jour.

Mode d'administration. — Injections sous-cutanées ou extra-musculaires [1].

ANTIHYPERTRICHOSIQUE (MÉDICATION).

Nature de la préparation (Sabouraud).

Acétate de thallium..................	0gr,30 centigr.	
Oxyde de zinc.......................	2 grammes.	
Vaseline............................	20	—
Lanoline............................	5	—
Eau de roses........................	5	—

En applications locales sur les parties garnies de duvet, lèvres, joues.

Combiner le traitement avec les frictions à la poudre de talc, de sous-nitrate de bismuth, de tanin.

---

[1] SICARD et GUTMANN, Deux cas d'hémophilie. Étude des réactions sanguines, Traitement par le nucléinate de soude (*Soc. méd. des hôp.*, 10 février 1912).

Résultats. — Diminution progressive de longueur et de largeur du duvet, de la coloration jusqu'à le rendre invisible.

Indications. — Hypertrichose des lèvres, des joues (duvet) chez la femme.

ANTI-INFECTIEUSES (MÉDICATIONS) (Voir aussi : *Médication colloïdale*).

ABCÈS DE FIXATION OU MÉTHODE DE FOCHIER (DE LYON) PYOGENÈSE ASEPTIQUE ARTIFICIELLE.

Principe de la méthode. — C'est un peu la reprise de la pratique du vieux cautère.

Nature de la médication. — Essence de térébenthine, térébenthine vieillie ou additionnée de 1 pour 5 de térébenthine de Venise, plus rarement éther, nitrate d'argent, phosphore, etc.

Mode d'administration. — Exclusivement en injections sous-cutanées directement sous la peau.

Lieux d'injection ; lieux d'élection. — La partie moyenne de la face externe de la cuisse.

Ne *pas* faire d'*injections aux membres* supérieurs par suite de la trop faible circonférence de la région.

Si, après vingt-quatre heures, il n'y a pas de signe de réaction, recommencer l'opération au même point. N'ouvrir l'abcès qu'après chute nette de la température, sans attendre cependant jusqu'à décollement étendu.

Dose. — De quelques gouttes à 1 centimètre cube, selon l'effet à produire ; maximum : 1 à 2 centimètres cubes (Lemoine).

Appel électif de poison, vers l'abcès qui, pour l'arsenic et le mercure par exemple, serait quatre à cinq fois plus fort que pour le reste des organes[1].

Effets. — A. LOCAUX. — Localement, abcès chaud.

B. GÉNÉRAUX. — Comme retentissement général : frisson, fièvre, embarras gastrique. Peu à peu amélioration : le poumon, par exemple, semble se dégorger et la régression des phénomènes morbides commencer.

Accidents. — Néphrite (Semmola). Il est vrai que les abcès s'étaient infectés.

Indications. — *Infections puerpérales*[2] graves et différentes infections: *pleurésie purulente, méningite cérébro-spinale* (Vallot[3]), et surtout *pneumonie*[4] (principalement formes graves, traînantes, n'entrant pas en défervescence après dix jours), *bronchopneumonie*[5]; *fièvre typhoïde, septicémie, érysipèle* (Chantemesse), *purpura* (Ed. Hirtz), *intoxications diverses.*

---

[1] JACQUES CARLES, Les abcès de fixation dans les maladies infectieuses et les intoxications. Thèse de Bordeaux, novembre 1902, et *Journal de médecine de Bordeaux*, 15 janvier 1905.

[2] THIROLOIX, Pyogenèse aseptique artificielle (*Bulletin médical*, n° 65, 21 août 1907, p. 749).

[3] VALLOT, Traitement de la méningite cérébro-spinale par les abcès de fixation trois cas, trois guérisons (*Association française pour l'avancement des sciences*, Cherbourg, août 1905).

[4] GENEST et GENAIRON, Traitement des pneumonies graves par les injections d'essence de térébenthine (*Loire médicale*, 1905).

[5] LEMOINE, Traitement du catarrhe suffocant par les abcès de fixation (*Société médicale des hôpitaux*, 3 mars, et discussion, 10 mars 1905). — P. DAIREAUX, Traitement des bronchopneumonies graves par les abcès de fixation (*Presse médicale*, n° 63, 8 août 1906, p. 503).

Contre-indications. — Complications rénales, diabète.

LEUCOTHÉRAPIE (LEUCOPROPHYLAXIE[1]).

Principe de la méthode. — Provoquer artificiellement une leucocytose de défense pour la phagocytose.

Nature de la médication. — 1° Solution de sérum artificiel NaCl, 7gr,5; eau, 1 litre;

2° Eau distillée à la dose de 250 centimètres cubes;

3° Solution de carbonate de soude à 1 p. 100;

4° Injection sous-cutanée de teinture de myrrhe (Hirtz);

Injection sous-cutanée de térébenthine (Mariani);

Injection sous-cutanée de camphre;

Injection sous-cutanée d'alcool (Mariani);

Injection sous-cutanée d'éther;

5° Sérum de cheval chauffé à 55° (Petit);

6° Extrait organique de rate;

Extrait organique de moelle osseuse;

Extrait organique de thymus;

Extrait organique de moelle de lapin;

7° Spermine (Lœvy et Richter);

8° L'iode en injection sous-cutanée[2]; le nucléinate de soude (Richard et Mougeot), employé de même, a donné des résultats favorables[3];

9° Parmi les moyens leucoprophylactiques d'ordre

---

[1] MARCEL LABBÉ, *Presse médicale*, 1903.

[2] MARCEL LABBÉ et LORTAT-JACOB, *Société de biologie*, 1903.

[3] Voir A. MOUGEOT, La leucothérapie (*Archives générales de médecine* 1906, n° 7).

physique, la *saignée* se range au premier rang[1]. La leucocytose provoquée ainsi porte surtout sur les polynucléaires et peut atteindre jusqu'à 400 p. 100, même pour des saignées modérées, d'après les expériences pratiquées sur les animaux;

10° Solution d'acide nucléique (Myake), nucléinate de soude.

Nucléinate de soude..................	1 gramme.
Eau distillée ou solution salée physiologique..................................	99 grammes.

Ne pas stériliser à chaud (Chantemesse).

Dose. — 50 centimètres cubes soit 0,50 centigrammes de nucléinate de soude.

Nucléinate de soude............	2 ou 5 grammes.
Eau distillée......................	98 ou 95 —

Ne pas stériliser à chaud (J. Lépine).

Dose. — 0,40 ou 0,50 centigrammes de nucléinate de soude, soit 20 à 25cc de la solution à 2 p. 100 et 8 à 10cc de la solution à 5 p. 100.

11° Thallianine.

Effets. — Élévation thermique, 39 à 40°, élévation de la pression artérielle, accélération cardiaque. *Hyperleucocytose* à type polynucléaire allant jusqu'à 50 000 globules blancs à partir de la quatrième heure, précédée d'une leucolyse qui peut atteindre un tiers. Maximum avant la trentième heure, durée

[1] Salvatore Diez et J. Campara (de Turin), *Gazetta de ospedali e cliniche*, 1906, n° 57.

trois à six jours; résistance à l'intoxication par l'urohypotensine[1].

Analogie avec les effets des colloïdes métalliques. Expérimentalement, la leucocytose provoquée, par l'acide nucléique par exemple, est capable de communiquer aux animaux le pouvoir de résister à l'inoculation de doses mortelles de cultures bactériennes, de 12 à 18 doses mortelles de colibacille en particulier.

Agir de bonne heure.

Danger de réactions trop énergiques : au stade de leucolyse, état demi-syncopal; au stade d'hyperleucocytose, ictus.

Pour y parer : 1° purgation la veille de l'injection; 2° n'injecter qu'aux sujets à reins sains, cœur et artères sans lésions avancées; 3° décongestionner les malades congestifs.

Mode d'action. — La leucothérapie agirait par exaltation de la phagocytose (Metchnikoff), mais aussi par sécrétion extraleucocytaire de substance bactéricide (Senion), par neutralisation des toxines par les alexines d'Hankin provenant des albumines de leucocytes (Pawlonsky, Capellaris), par action directe sur le bacille lui-même.

Indications. — *Maladies infectieuses en général*, en particulier celles contre lesquelles nous n'avons pas de sérum spécifique; mais aussi, dans ces dernières, pour remédier par exemple à la *leuco-*

[1] ABELOUS et BORDIER, Influence du nucléinate de soude sur la résistance des animaux à l'intoxication par l'urohypotensine (*Société de biologie*, 9 juillet 1910).

pénie qui suit immédiatement l'injection de sérum antidiphtérique (Waldstein), *septicémies diverses*.

A titre préventif, dans l'*infection puerpérale*, dans la *pneumonie* avec *hypoleucocytose* (Lœper). *Affections mentales*.

MERCURIELLE (MÉDICATION)[1].

Cyanure de mercure	1 centigr.
Eau distillée	1 cent. cube.

Pour une injection intra-musculaire. Répéter chaque jour pendant une semaine.

Indications. — *Infection puerpérale, furonculose, paludisme avec hypersplénie.*

Voir : *Colloïdale* (*médication*).

ANTILÉPREUSE (MÉDICATION).

Nature du médicament. — Éther éthylique de l'acide de l'huile de Chaulmoogra ou antiléprol[2].

Mode d'administration et dose. — 1° PAR LA BOUCHE : 5 grammes par jour en capsules gélatineuses de 50 centigrammes à un gramme chacune.

2° EN INJECTIONS INTRA-MUSCULAIRES de 1 à 2 grammes par jour.

---

[1] SOULIGOUX, Traitement des infections en général et de l'infection puerpérale en particulier par les injections mercurielles intramusculaires (*Soc. de chirurgie*, 22 février 1912).

[2] PICCARDI (Turin), L'antiléprol dans le traitement de la lèpre (*Lepra*, vol. XII, fasc. 4. 1912, p. 212).

ANTILEUCÉMIQUE (MÉDICATION).

Principe de la méthode. — Le benzol, la benzine d'une façon moins active, déterminent une diminution des leucocytes pouvant arriver jusqu'à la disparition progressive avec des doses toxiques. Du côté de la moelle osseuse, de la rate, de tout le système lymphatique se produit un degré plus ou moins marqué d'aplasie.

Nature du médicament. — Benzol, peut-être aussi benzine.

Dose. — XV à XX gouttes de benzol mélangées à du lait ou du sirop de groseille[1] ou :

Benzol..........................	ãã 0gr,50 centigr.
Huile d'olive..........................	

pour une capsule gélatineuse. Commencer par 4 capsules pour aller jusqu'à 10.

Effets. — Diminution du nombre des leucocytes. État stationnaire ou augmentation des hématies. Diminution du volume de la rate.

Indications. — A combiner avec l'emploi des substances radio-actives, les sels de thorium, dans la *leucémie*.

ANTILITHIASIQUE (MÉDICATION)[2].

Nature de la préparation. — Radis blancs ou

---

[1] AUBERTIN (*Arch. des mal. du cœur, de l'app. circul.*, février 1913). — AUBERTIN et PARVU, Traitement de la leucémie par le benzol (*Soc. méd. des hôpitaux*, 23 mai 1913).

[2] GRUMME (Tohrde), Traitement de la lithiase biliaire au moyen du jus de radis (*Mediz. Klinik*, 1913, n° 13).

noirs râpés à la machine et le magma exprimé à travers un linge. On emploie le jus frais.

Doses. — Une demi-tasse (100cc) à 1 et 2 tasses (400cc) par jour, pendant deux à trois semaines, puis diminuer jusqu'à une demi-tasse trois fois par semaine.

Résultats. — Cessation des coliques hépatiques et des récidives.

Indications. — *Colique hépatique.*

ANTIMALARIQUE (MÉDICATION), en dehors de la quinine.

ATOXYL[1].

SOUFRE[2].

Principe de la méthode. — Chez les indigènes, ceux du Cameroun en particulier, le soufre en fumigations est réputé antimalarique.

Dose. — Prescrire :

Sulfure de potassium	0 gr, 03
Eau distillée	30 gr.

Trente gouttes par jour en trois prises.

Les bains sulfureux même auraient une action antimalarique (disparition des hématozoaires).

ANTIMÉLITOCOCCIQUE (MEDICATION).

Principe de la méthode. — Les symptômes de la mélitose se calquant sur ceux de l'insuffisance surrénale, l'opothérapie surrénale s'indique.

[1] G. Fusco, L'atoxyl dans le traitement de la malaria (*Nuova Revista clinicoterapeutica*, août 1907).

[2] Diesing, Le soufre dans la prophylaxie et le traitement de la malaria (*Berliner klinische Wochenschrift*, 2 sept. 1907).

A la convalescence, signe d'hypoorchidie, d'où indication de l'opothérapie testiculaire.

La cryogénine aurait sur la mélitose la même action spécifique que la quinine sur le paludisme (Naamé[1]).

Nature de la médication, administration, dose. — Voir : *Opothérapie surrénale, testiculaire.*

Pour la cryogénine 1gr,50 en 3 cachets à 6 heures d'intervalle dans les 24 heures.

Effets. — Amélioration après sueurs profuses.

ANTINAUPATHIQUE (MÉDICATION)[2].

Nature du médicament. — Véronal sodique.

Dose. — 0,50 centigrammes deux fois dans les vingt-quatre heures le jour de l'embarquement, dont la première au moins avant l'embarquement.

Si besoin, doses subséquentes de 0,25 répétées au besoin jusqu'à six fois, mais espacées d'au moins quatre heures pour la première fois et de dix à douze pour les suivantes.

Résultats. — Disparition des nausées et des vomissements.

Indications. — *Mal de mer.*

Autre médication.

Principe de la méthode. — Le mal de mer consiste en un spasme vasculaire vaso-moteur avec anémie des centres nerveux.

---

[1] Naamé (Tunis), La mélitococcie ou fièvre de Malte. — L'adrénaline et la cryogénine dans l'hypoépinéphrie militeuse et dans la mélitococcie (*Presse médicale*, 20 mai 1911).

[2] Galler, *Therapie der Gegenwart*, 1910, n° 2.

Nature, mode d'administration, doses du médicament. — Nitroglycérine[1].

Solution alcoolique de nitroglycérine à 1 p. 100	XX gouttes.
Eau distillée	150 grammes.

Une cuillerée à bouche.

Répéter les doses à intervalles, l'effet disparaissant.

Pour le même usage :

Nitrite d'amyle en ampoule.

ANTINÉVRALGIQUE (MÉDICATION)[2].

Injections juxta-nerveuses d'eau distillée.

Mode d'administration. — Injection d'eau distillée au voisinage des nerfs à modifier.

Effets. — Sensation de brûlure durant dix à vingt minutes. Excitabilité des nerfs conservée.

Histologiquement œdème des nerfs, mais fibre nerveuse sans modification sensible, en tout cas aucune altération de dégénérescence comme avec l'alcool.

Indications. — *Névralgies rebelles.*

ANTIPNEUMONIQUES (MÉDICATIONS).

Antisepsie pulmonaire.

---

[1] Burwinkel, La nitroglycérine contre le mal de mer (*Mediz. Klinik.*, 1912, n° 29).

[2] Surmont et A. Dubus, *Archives de médecine expérimentale*, 1910, vol. XXII, n° 1, p. 76.

SULFURE DE CARBONE[1].

Principe de la méthode. — Application de l'antisepsie pulmonaire.

Nature du médicament.

Sulfure de carbone..................	5 grammes.
Essence de menthe poivrée..........	VI gouttes.
Eau distillée.........................	100 grammes.

Par cuillerées à bouche d'heure en heure, dans un peu d'eau.

Effets. — Action bactéricide sur le pneumocoque. Raccourcissement de la durée de la maladie, crise dès le troisième ou quatrième jour, même dans un cas grave.

CAMPHRE[2].

Nature de la préparation.

Camphre purifié.........................	20 grammes.
Huile d'olive stérilisée	90 —

Dose. — Injections de 5 centimètres cubes *répétées quatre fois* dans la journée, associées à la médication usuelle : révulsion, toniques cardiaques, strychnine, opothérapie surrénale dans quelques cas.

Effet. — Action nervo et cardio-tonique.

Quelquefois haleine à odeur de camphre.

Voir : *Antitoxique* (*médication*).

---

[1] Masciangiolli, Le sulfure de carbone contre la pneumonie fibrineuse (*Riforma medica*, 1906, nº 37).

[2] R. Oppenheim et R. Crépin, Traitement de la pneumonie des vieillards par l'injection d'huile camphrée à dose massive (*Société de l'Internat des hôpitaux*, 20 février 1910).

LEUCOCYTHÉRAPIE.

Principe de la méthode. — Renforcer les défenses leucocytaires.

Nature et mode de préparation. — Extrait de leucocytes de lapins (Hiss et Zinsser) ou mieux[1] : leucocytes, prélevés sur les malades eux-mêmes, centrifuger, séparer les globules blancs. En opérer la leucolyse dans l'eau salée, la réfrigération et la trituration. On prélève 7 cmc. de sang, on sépare les globules blancs, puis on les écrase dans 1 cmc. de solution saline physiologique.

Mode d'administration. — Injection sous-cutanée de cette quantité de liquide renfermant les globules dilacérés.

Effets locaux. — Ces injections n'amenèrent ni douleur, ni réaction locale.

Effets généraux. — Le jour de l'injection, diaphorèse abondante, chute de la température, apparition de nombreux râles sous-crépitants.

Résultats. — Avancement de la crise et résolution rapide du processus pneumonique.

Mode d'action. — Destruction abondante de globules blancs dans le sang du malade (*leucocytolyse*), d'où mise en liberté d'une certaine quantité de bactériolysine et d'antitoxine dans le plasma sanguin ; en même temps, élévation de l'index

[1] MANOUCHINE (St-Pétersbourg), La leucothérapie dans la pneumonie lobaire aiguë (*Roussky Wracht*, 26 juin 1910).

opsonique et dans le sang du ferment protéolytique, provenant des polynucléaires.

Indication. — *Pneumonie fibrineuse* et peut-être possibilité d'application plus générale.

Voir : *Sérothérapie, sérum antidiphtérique, sérum antipneumonique.*

ANTIRHUMATISMALES (MÉDICATIONS).

En dehors du salicylate de soude et des composés salicylés, agents pour ainsi dire spécifiques du rhumatisme, on a obtenu des résultats satisfaisants par d'autres médications.

ABEILLES (PIQURES D'), APITHÉRAPIE.

Nature de la médication. — Les insectes eux-mêmes en nature.

ACIDE FORMIQUE (INJECTIONS D').

Principe de la méthode. — C'est la piqûre d'abeille rendue pratique[1]. L'insecte inocule de l'acide formique.

Nature du médicament. — Acide formique en solution :

Acide formique....................	2 gr. à 2 gr, 50
Eau distillée stérilisée. Q. S. p. faire	100 cent. cubes.

Mode d'administration. — Injecter au lieu d'application quelques gouttes d'une solution de cocaïne à 1 p. 100. Espacer chaque injection de cocaïne d'au moins 0 m, 05.

---

[1] LAMARCHE, Les injections d'acide formique dans le rhumatisme (*Lyon médical*, 25 août 1907).

Faire en moyenne huit à dix injections sous-cutanées de la solution d'acide formique autour de l'articulation douloureuse[1].

Injecter de préférence du côté des muscles extenseurs des membres. Le nombre des piqûres ne doit pas dépasser trente à chaque séance ; douze à quinze injections par séance suffisent généralement.

Dose. — 1 centimètre cube de la solution par chaque injection. Répéter, si besoin, environ tous les trois jours.

Indications. — *Rhumatisme* aigu ou chronique, articulaire ou abarticulaire, *sciatique*, *lumbago*, *rhumatisme noueux*.

Voir : *Colloïdales (Médications)*, *sérum*, *vaccin antirhumatismal*.

INJECTIONS AQUEUSES ET HUILEUSES SALICYLÉES[2].

Dans les *cas aigus :* solution aqueuse de salicylate de soude à 20 p. 100.

Dose. — 10 cc.

Pour éviter la douleur, faire un quart d'heure avant une injection de 0,008 de cocaïne.

Cas chronique :

Acide salicylique	10	grammes.
Huile de sésame	80	—
Alcool pur	5	—
Camphre	5	—

[1] BRADFORD COUGH, Injections sous-cutanées d'acide formique contre les affections rhumatoïdes rebelles (*Med. Record*, 24 juin 1904).

[2] SEIBERT, *Medical Record*, 1911, n° 10.

Stériliser avant d'ajouter l'alcool. Injecter tous les jours 10 centimètres cubes de cette huile.

INJECTIONS DE SULFATE DE MAGNÉSIE[1].

Nature et mode d'application :

Sulfate de magnésie....................	25 grammes.
Eau distillée..............................	75 —

Stériliser la solution.

Injecter dans les muscles 4 centimètres cubes de cette solution chez l'adulte; chez l'enfant, 1 centimètre cube par 25 livres.

Lieu d'élection. — Région intra-scapulaire ou fesse.

Répéter tous les jours, puis espacer.

Résultats. — Le deuxième ou le troisième jour, chute de la fièvre, accalmie des douleurs. Effet purgatif variable.

Indications. — *Rhumatisme articulaire* aigu, surtout quand il se marque de l'*intolérance au salicylate de soude.*

IODURE A HAUTES DOSES[2].

Dose :

Le 1er jour..............................	6 grammes
Le 2e —	—
Le 3e —	4 —
Le 4e —	3 —
Le 5e —	2 —

Alimentation copieuse et fortifiante.

---

[1] JACKSON (Philadelphie), *New-York medical journal*, 1911 n° 25.

[2] A. MOSLARIELLO, L'iodure de potassium à haute dose dans le rhumatisme articulaire aigu (*Morgagni*, 6 janvier 1909).

Effets. — Disparition de la douleur en un à trois jours.

Indications. — *Rhumatisme* articulaire aigu rebelle au salicylate.

Voir : *Bactériothérapie lactique, ionisation.*

ANTISCARLATINEUSE (MÉDICATION) (Méthode de R. Milne).

Traitement externe. — Huile pure d'eucalyptus.

Pendant les quatre premiers jours, quatre fois par jour, badigeonner toute la surface du corps, de la tête aux pieds, une fois seulement les six jours suivants.

Traitement interne. — Huile phéniquée à 10 p.100. Pendant les deux premiers jours, badigeonner toutes les deux heures les amygdales.

Résultats. — Durée plus courte de la maladie. Contagion réduite au minimum.

Arsénobenzol [1].

Doses. — 1° Chez les enfants, à un an 10 centigrammes, à deux ans 20 centigrammes, plus tard 30; chez l'adulte, 50 centigrammes, en injection intra-veineuse dans 50 centimètres cube d'eau par 10 centigrammes de médicament ou intra-musculaire dans 75 ou 100 centimètres cubes par 10 centigrammes.

---

[1] KLEMPERER et WASTA (Berlin), Essais de traitement par le Salvarsan dans la scarlatine (*Therapie der Gegenwart*, mai 1912).

Effets. — Abaissement de la température.

L'angine est favorablement influencée.

Quinine [1].

Principe de la méthode. — Le sang des scarlatineux renferme dans les leucocytes des corps spéciaux d'aspect protozoïque (Amato).

Nature du médicament et administration. — Bichlorure de quinine en injection sous-cutanée.

ANTISCLÉRÉMATEUSE (MÉDICATION).

Nature du traitement. — Enveloppement dans du taffetas ciré.

Pas de couveuse. Depuis la suppression des couveuses, Dufour [2] ne voit plus de sclérème.

Indications. — *Prématuration*, *débilité*, *athrepsie*, *atrophie*, *hypotrophie*, *chétivisme*, *œdème* de cause diverse, *sclérème*.

ANTISCLÉREUSE (MÉDICATION) (Scheffler, de Saint-Étienne).

Nature du médicament, dose. — Au moment de chaque repas, c'est-à-dire 2 ou 3 fois par jour, une cuillerée à soupe de la solution :

Silicate de soude....................	30 grammes.
Eau distillée.........................	500 —

---

[1] Trambusti, La quinine dans le traitement de la scarlatine (*Acad. roy. des sc. médic. de Palerme*, 26 avril 1913).

[2] Dufour, Traitement de l'œdème et du sclérème des nouveau-nés (*Société de pédiatrie*, 15 février 1910).

Continuer pendant un mois ou deux, suspendre pendant quinze jours, reprendre.

Action. — Hypotensive [1].

ANTISCLÉREUSE PANCRÉATIQUE (MÉDICATION).

Principe de la méthode. — Le pancréas élabore une substance du groupe purique, la guanine, douée de propriétés contraires à celles de l'adrénaline et notamment d'une action *hypotensive* [2].

Nature de la préparation, administration. — Extrait pancréatique en *injection sous-cutanée.*

Indications. — *Artériosclérose.*

ANTISPIRILLAIRE (MÉDICATION).

Nature du médicament et administration. — Arsénobenzol en applications locales.

Indications. — *Angine de Vincent* [3] (Achard) et autres affections à spirilles.

ANTISYPHILITIQUES (MÉDICATIONS).

MÉDICATION ANTISYPHILITIQUE PROPHYLACTIQUE OU ABORTIVE [4].

I. Calomel (Pommade de Metchnikoff [5]).

---

[1] O. Decène, Traitement de l'hypertension artérielle (*Revue de thérapeutique médico-chirurgicale*, 1909, n° 7, p. 226).

[2] Desgrez et Dorléans, La pancréatinisation comme moyen de traitement de l'artériosclérose (*Acad. des sciences*, 22 avril 1912).

[3] Ch. Achard, Traitement local de l'angine de Vincent par l'arsénobenzol (*Acad. de méd.*, 8 oct. 1912).

[4] Gastou, Le traitement préventif ne fait pas avorter la syphilis, il l'atténue, la stérilise et en modifie l'évolution (*Société de médecine de Paris*, 23 avril 1910).

[5] Maisonneuve, Thèse de Paris, 1907.

Le calomel en pommade a semblé répondre au desideratum et sur les singes et chez l'homme.

Nature et mode d'application du médicament.

Calomel à la vapeur..................	33 grammes.
Lanoline pure........................	67 —
Vaseline.............................	10 —

Frictions énergiques sur les parties génitales, aussitôt que possible après le coït supposé infectant.

Il y a eu des échecs (Butte).

II. **Atoxyl** (voir les éditions précédentes).

III. **Hectine.**

Nature et mode d'administration. — Solution de benzo-sulfone paraaminophényl-arsinate de soude à 1 pour 10 en injection sous-cutanée autour du chancre et sous la peau du fourreau de la verge, ou des petites lèvres, ou des régions environnantes du chancre [1].

Dose. — 0,20 centigrammes, répéter chaque jour jusqu'à vingt jours de suite, si besoin.

IV. **Mercuriaux (nouvelles préparations).**

1° *Calomel. Emplâtre au calomel* (Quinquaud).

Nature du médicament.

Emplâtre diachylon des hôpitaux....	3000 parties.
Calomel à la vapeur.................	1000 —
Huile de ricin......................	300 —

[1] Hallopeau. Sur la prophylaxie de la syphilis par un nouveau traitement abortif local préchancreux (*Société de médecine de Paris*, 11 janvier 1910).

Étendre sur des bandes de la longueur et de la largeur habituelles aux rouleaux d'emplâtre, de sorte que chaque décimètre carré contienne environ 1gr,20 de calomel.

Mode d'administration. — Dose.

Chez l'homme......................	10 sur 12 cent.
Chez la femme....................	8 sur 10 —
Chez l'enfant.......................	10 sur 15 —

Changer chaque semaine, laver la place, et en poser un autre sur une autre région.

On peut même, chez l'enfant, aller jusqu'à 20 centimètres, sans inconvénient, mais avec grand profit [1].

En même temps qu'à l'enfant, on peut appliquer un emplâtre à la mère qui l'allaite.

Indications. — *Syphilis* en général et en particulier : *intolérance de l'estomac* ou *de l'intestin* pour la médication interne, nécessité d'un *traitement secret*, etc.

2° *Insufflations nasales de calomel* [2].

Principe de la méthode. — Quand on traite les accidents syphilitiques du nez et du naso-pharynx par le calomel, il y a absorption et la syphilis subit de ce fait un *traitement général*.

---

[1] H. GILLET, Cure de Quinquaud (emplâtre au calomel à demeure) dans la syphilis de l'enfant (*Congrès international de médecine*, 1900. Comptes rendus, médecine de l'enfance, p. 542). — A propos de l'administration et de la posologie du mercure chez le nourrisson, discussion (*Société de pédiatrie*, 15 décembre 1908).

[2] EYSELL, Traitement de la syphilis par les insufflations nasales de calomel (*Münchner medic. Wochenschrift*, 1909).

Nature du médicament. Mode d'administration. — Prescrire :

Calomel	2 parties.
Sucre de lait	1 partie.

Dose. — Chez les enfants au-dessous de dix ans, 10 à 30 centigrammes, 3 fois par jour, dans chaque narine.

Indications. — *Syphilis des jeunes sujets* et spécialement avec accidents rhino-pharyngés.

3° ***Pastilles sous-préputiales*** [1].

Prescrire :

Onguent napolitain	4 centigrammes.
Beurre de cacao	Q. S.

pour une pastille de la dimension d'une lentille.

On donne la forme d'un petit boudin.

Placer en arrière du gland dans le sillon balano-préputial.

4° ***Amalgame d'argent, amalgame de platine*** [2], ***Huile grise amalgamée.***

Principe de la méthode. — Action double du mercure et d'un autre métal.

Nature de la préparation. — Prescrire :

1°	Huile de vaseline	60	parties en volume.
	Amalgame d'argent	40	—
2°	Huile de vaseline	60	—
	Amalgame de platine à 10 p. 100 de platine	40	—

1 G. Milian, Un nouveau mode d'administration du mercure; les pastilles sous-préputiales (*Progrès médical*, 11 décembre 1909).

2 Louis Queyrat, Deux nouvelles préparations mercurielles : amalgame d'argent, amalgame de platine (*Société médicale des hôpitaux*, 16 juillet 1909).

Soit par centimètre cube pour l'huile d'argent amalgamée et pour l'huile de platine amalgamée : 0gr,4 de mercure ou d'argent et 0,004 de platine.

Dose. — Une injection par semaine de 0,07 à 0,08 de mercure.

5° *Air mercurisé*[1].

Nature de la préparation. — Appareil permettant de diviser finement le mercure et de le vaporiser avec l'air à dose connue.

6° *Médication antisyphilitique mercurielle surintensive*[2].

Principe de la méthode. — Demander au mercure son maximum d'action par un traitement *surintensif* comme dose, *pluripénétrant*, en prenant plusieurs voies d'introduction, *plurimercuriel*, en utilisant plusieurs préparations mercurielles et *discontinu* en le renouvelant.

Mode d'administration et dose. — Voici la pratique de M. Jacquet :

Par périodes brèves de 1 à 5 jours, on ordonne chaque jour :

---

[1] P. Ménière, Des inhalations d'air mercurisé dans le traitement de la syphilis (*Société de médecine de Paris*, 1910). — Les inhalations mercurielles dans le traitement de la syphilis. Leur technique, leurs résultats thérapeutiques (*Bulletin médical*, 21 juin 1911).

[2] Jacquet, Sur un traitement surintensif, plurimercuriel et discontinu de la syphilis (*Académie de médecine*, 2 mai 1911).

1° 2 pilules de protoiodure de mercure de 0,05 centimètres cubes, au milieu des deux principaux repas.

2° 1 lavement de 20 grammes de liqueur de Van Swieten :

Liqueur de Van Swieten...............	20 grammes.
Eau tiède............................	200 —
Laudanum.............................	V à X gouttes.

3° 1 friction avec 2 grammes d'onguent hydrargyrique double.

4° 1 injection sous-cutanée de 0,01 centigramme de biiodure de mercure.

Durée du traitement. — De 5, 10 à 15 jours, puis reprise aux mêmes doses, pause et reprise jusqu'à 5 fois consécutivement.

On fait absorber ainsi chaque jour plus de 0,08 centigrammes de mercurique métallique.

Surveiller les malades quotidiennement (dents, urines).

Résultats. — Période primaire. — Régression rapide du chancre, de l'adénopathie.

Période secondaire. — Régression de la roséole et des efflorescences cutanées, comme avec l'arsénobenzol, mais peu d'action sur les manifestations muqueuses ; ici infériorité manifeste sur l'arsénobenzol, mais action remarquable sur les phénomènes généraux et la réaction nerveuse de cette seconde période.

Période tertiaire. — Effets aussi merveilleux qu'avec l'arsénobenzol.

7° *Autre médication mercurielle intensive*[1].

Nature de la préparation.

Benzoate de mercure	1 gramme.
Chlorure de sodium	1 —
Sucre blanc	10 grammes.
Eau distillée stérile	100 —

Conserver sous verre brun.

Mode d'administration. — *Injections intramusculaires.*

Doses. — 2 milligrammes et demi par kilogramme, soit environ 15 centigrammes de benzoate de soude chez la femme et 20 chez l'homme, avec 25 centigrammes comme dose maxima.

Effets. — Douleur locale.

Réaction générale, fièvre à 39° le soir ou le lendemain.

Réaction de Herxheimer-Jarisch chez les syphilitiques avec roséole ou en période secondaire, surtout avec des doses faibles.

Quelquefois stomatite.

Résultats. — Analogues à ceux du salvarsan.

Indications. — *Syphilis*, quand on doit frapper fort et vite.

V. Succédanés du mercure.

1° *Acide nucléinique.*

Principe de la méthode. — Le mercure produit

[1] EHLERS (Copenhague), Injection supermaximale de benzoate de mercure pour le traitement de la syphilis (*XVII*e *Congrès intern. des sc. médic.*, Londres, août 1913).

de l'hyperleucocytose. L'acide nucléinique en provoque une remarquable[1].

Nature du médicament. — Acide nucléinique en solution.

Mode d'administration. — En injections sous-cutanées :

Acide nucléinique pur............	5 à 10 grammes.
Eau distillée stérilisée..........	100 cent. cubes.

Dose. — Injecter chaque fois 0gr,50 à 1 gramme d'acide nucléinique. Répéter tous les quatre jours.

Effets. — A. Généraux. — Réaction fébrile d'intensité variable.

Hyperleucocytose considérable durant deux jours.

B. Locaux. — Peu de réaction.

Rétrocession des syphilides cutanées et muqueuses, des adénopathies.

L'action serait empêchée dans l'état de grossesse.

Indications. — *Syphilis* en général.

Contre-indication. — Grossesse.

2° ***Antimoine.***

Principe de la méthode. — Chez les singes, les composés organiques de l'antimoine, de même classe chimique que l'arsenic, empêchent l'inoculation d'être positive[2].

---

[1] G. Stern, Régression de syphilides sous l'influence d'injections d'acide nucléinique (*Medicinische Klinik*, 11 août 1907).

[2] Paul Salmon, L'antimoine dans la syphilis (*Académie des sciences*, 8 février 1909).

Nature du médicament. — Émétique, en solution isotonique :

Émétique	1
Eau	1000
NaCl	7,50

Mode d'administration. — Voie veineuse.

Dose. — Injections quotidiennes de 5 à 7, jusqu'à 10 centigrammes et même 12 centigrammes[1], dix à douze jours de suite.

Résultats. — Rétrocession des lésions primaires, secondaires et tertiaires, mais rechutes possibles. Action douteuse sur la marche de la syphilis (Queyrat et Demanche).

VI. **Arsenicaux.**

1° *Arséniate de soude.* (G.-I. Mescherski[2]). —

Mode d'application. — Solution d'arséniate de soude à 1 p. 100 en *injections sous-cutanées* associées à la médication iodurée et à un traitement local des lésions.

2° *Acide arsénieux*[3].

Acide arsénieux	2 grammes.
Eau distillée	0,15 pour 100 cent. cubes.

Mode d'administration. — En injections sous-cutanées.

Dose. — Débuter par 2 milligrammes d'acide

---

[1] Queyrat et Demanche, *Soc. méd. des hôpitaux de Paris*, 19 mars 1909.

[2] G.-I. Mescherski, L'arséniate de soude dans la syphilis (Congrès des médecins russes en mémoire de Pirogoff, Moscou, 25 avril-2 mars 1907. — *Vratchébnaya Gazeta*).

[3] O. Rosenthal, Traitement de la syphilis par l'arsenic (*Société de médecine de Berlin*, 3 juillet 1907).

arsénieux, soit 1/10e de seringue de Pravaz.

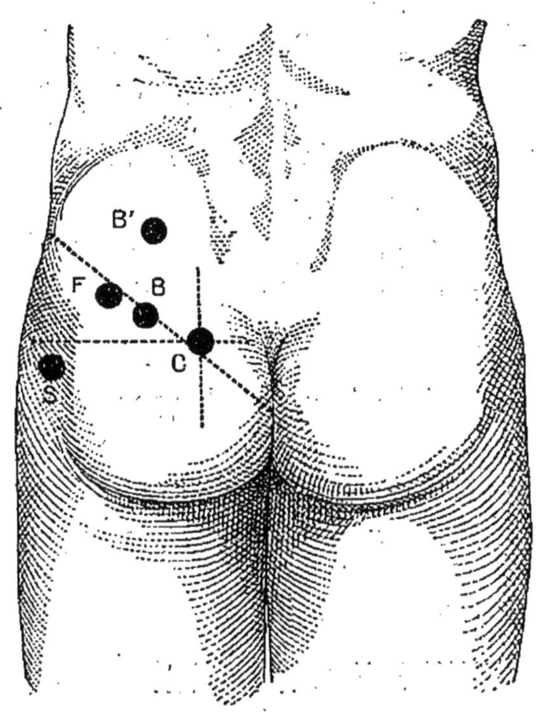

Fig. 1. — Lieux d'élection pour les injections intramusculaires.

B. *Point de Barthélemy.* — Bord externe du grand fessier. Sur le milieu d'une ligne allant de l'épine iliaque antéro-supérieure à l'extrémité supérieure du pli interfessier.

B'. *Point de Balzer.* — Sur une ligne verticale placée au sommet de la fesse, à l'union de son tiers interne avec ses deux tiers externes.

C. *Point de Galliot.* — Intersection d'une ligne horizontale passant à trois travers de doigt au-dessus du grand trochanter, et à deux travers de doigt du pli interfessier.

S. *Point de Smirnoff.* — Un travers de doigt en arrière de la partie supérieure du grand trochanter.

F. *Point de Fournier.* — Tiers supérieur de la fesse.

Augmenter tous les deux jours de 2 milligrammes environ, jusqu'à 2 centigrammes.

3° *Cacodylate* ou mieux *méthylarsinate de sodium* (Maramaldi).

Dose. — 0gr,05 à 0gr,10, en 3 fois dans la journée.

Mode d'administration. — Par la bouche.

4° *Atoxyl* (*anilarsinate de soude*).

5° *Arsacétine* (acétylarsinate de soude, acétylparaamino-phénylarsinate de soude).

Tous deux abandonnés par suite des accidents.

6° *Hectine.*

L'hectine[1] est le benzo-sulfone-para-aminophénylarsinate de sodium de formule :

$$C^6H^5 - SO^2 - AzH - C^6H^4 - As \begin{cases} {}^{/\!/}O \\ -OH. \\ {}_{\setminus}ONa \end{cases}$$

On l'emploie en solution :

Hectine	1 gramme.
Eau distillée stérilisée	10 cent. cubes.

Doses. — Commencer par 5 centigrammes par jour et augmenter à 10 et 20 centigrammes jusqu'à 30 et 35[2] (H. Hallopeau, Sarafidi) tous les deux

---

[1] F. Balzer et A. Mouneyrat, Traitement de la syphilis par un nouveau dérivé arsenical, le benzo-sulfone-para-aminophénylarsinate de soude (*Soc. méd. des hôpitaux de Paris*, 10 juin 1909, et *Soc. de dermatologie et de syphiligraphie*, 16 juin 1909).

F. Balzer, Posologie du benzosulfone para-amino-phénilarsinate de soude seul ou associé au mercure (hectine, hectargyre) dans le traitement de la syphilis (*Presse médicale*, 16 avril 1910).

Micheleau, Hectine et leucoplasie linguale syphilitique (*Société de médecine de Bordeaux*, 20 oct. 1911).

[2] H. Hallopeau, Nouvelle donnée comparative sur le traitement abortif et curatif de la syphilis par le salvarsan et par l'hectine (*Acad. de méd.*, 28 janvier 1913).

jours. Faire dix injections de suite au moins. Repos de quatre à cinq jours et refaire dix injections intrafessières.

Chez les enfants : 5 à 10 centigrammes en moyenne, 2 centigrammes chez le nourrisson, avec possibilité de pousser jusqu'à 5 centigrammes.

Contre-indications. — Affections des reins, du foie, du tube digestif, du cœur, des vaisseaux (artériosclérose) et surtout des yeux et spécialement du nerf optique.

7° *Hectargyre.*

On peut associer l'hectine au mercure (hectargyre) :

Hectine	1 gramme.
Oxycyanure ou benzoate de mercure	5 à 10 centigrammes (Balzer).
Eau distillée stérilisée	10 cent. cubes.

Soit en injection intramusculaire pas sous la peau, soit par la bouche.

Doses. — 1 centimètre cube de la solution, soit 10 centigrammes d'hectine et 5 à 10 milligrammes de sel mercuriel; une injection ou une dose, d'abord tous les deux jours, puis tous les jours ; puis doubler la dose.

Faire en série de périodes de douze à quinze jours consécutifs de traitement, cesser huit à dix jours et reprendre ainsi de suite pendant tout le temps nécessaire jusqu'à vingt-cinq et trente jours, avec ou sans iodure.

Accidents. — Poussées congestives de la face et érythrodermite exfoliante (Balzer).

8° *Enésol* (*Salicylarsinate de mercure*).

Doses. Mode d'administration. — 6 centigrammes par jour, jusqu'à 9 et 12. Les ampoules contiennent :

Enésol..................................	0 gr. 06 cent.
Eau......................................	2 cent. cubes.

Injections sous-cutanées.

9° *Arsenobenzol. Salvarsan. Dichlorhydrate de diamidoarsenobenzol* $C^{12}H^{12}O^2Az^2As^3$ *ou Hata ou 606 d'Ehrlich.* — Toxicité presque nulle ; il y a cependant des décès dans les observations, peut-être expliqués par une autre raison : artériosclérose, lésions d'alcoolisme.

Dose. — *Chez l'adulte.* — 0gr,40 à 0gr,60 jusqu'à 0gr,70, même 1 gramme, pas moins de 0gr,30 ou 1 centigramme par kilogramme de poids, comme dose normale (Leredde).

1° *Débuter toujours par de faibles doses,* 0gr,30 de salvarsan, 0gr,45 de néo-salvarsan.

2° *Seconde injection seulement cinq à sept jours* après, plus forte, mais *prudemment augmentée.*

3° Si on associe *salvarsan et mercure,* les donner non ensemble, mais *successivement*[1].

Chez le nourrisson. — Certains auteurs préconisent des doses assez fortes, par exemple 0 gr. 30 cen-

[1] L. Brocq, Comment nous pensons qu'on peut et qu'on doit, à l'heure actuelle, employer le salvarsan (*Annales de dermat. et de syphiligr.*, t. III, n° 12, décembre 1912).

tigrammes en deux doses de 0 gr. 15 centigrammes (Baisch)[1]. D'après Louis Scoffier, on devra injecter dans les tissus musculaires 1 centigramme d'arsenobenzol par kilogramme de poids.

Il y a eu quelques mécomptes avec ce traitement appliqué à l'hérédo-syphilis du nourrisson.

Mais il y a une méthode indirecte d'administration, c'est d'injecter l'arsénobenzol à une chèvre et d'en faire boire le lait aux enfants (Jesionek[2]).

Mode d'administration. — Injection intra-musculaire, dans l'espace interscapulo-huméral ou mieux à la région fessière à 2^{cm} au-dessous des crêtes iliaques.

1° INJECTION INTRA-MUSCULAIRE.

1° *En suspension aqueuse.*

Préparer la solution extemporanément et non à l'avance. Dans une éprouvette de 0,50 centimètres cubes, mélanger :

Arsénobenzol	de 0,30 à 0,50 centigrammes.
Alcool méthylique	quelques gouttes.
Eau distillée stérilisée	0,10^{cc}

Puis lentement :

Lessive de soude décinormale	0,02^{cc} à 0,10^{cc}

[1] BAISCH, A propos d'un cas de pemphigus syphilitique chez un nouveau-né, traité par le salvarsan (*Münchener med. Wochenschr.*, 1911, n° 5).

[2] JESIONEK, Traitement de la syphilis congénitale par le lait de chèvre salvarsanisé (*Münchner med. Wochenschr.*, 1911, n° 22).

Jusqu'à transparence du mélange.

Puis enfin :

Eau distillée stérilisée .... 0,20^{cc}

Pour diminuer l'alcalinité, ajouter :

Acide acétique 0,01 à 0,03 centimètres cubes (Loeb).

2° *En suspension huileuse* :

Pour rendre l'injection intra-musculaire moins douloureuse, on a pris l'huile comme véhicule.

Pour obtenir cette *suspension huileuse* : dans un récipient stérilisé, verser la poudre d'arsénobenzol, ajouter 1 à 2 centimètres cubes d'huile stérilisée, délayer à l'aide d'une petite baguette de verre, aspirer avec la seringue, remettre dans le récipient 1 à 2 centimètres cubes d'huile stérilisée, redélayer avec l'agitateur, aspirer et mêler bien intimement avant d'injecter.

La suspension huileuse ne donnerait pas une absorption rapide, d'où moindre action.

Il existe dans le commerce des préparations toutes faites, mais il faut les exiger fraîchement préparées ; elles ne se conservent pas au delà de trois semaines au plus.

2° Injection intra-veineuse.

Même préparation que la suspension aqueuse.

La préparation doit se faire extemporanément. On verse la poudre d'arsénobenzol dans 30 à 40 centimètres cubes d'eau distillée fraîchement stérilisée tiède ou chaude. On agite deux minutes.

On ajoute de la lessive de soude stérilisée à

25 p. 100, à la dose de 4 gouttes par 0,10 centigrammes d'arsénobenzol soit pour 0,40 centigrammes d'arsénobenzol 10 gouttes de lessive de soude. Il se produit un trouble, en agitant à nouveau la solution redevient limpide[1].

Ajoutez ensuite 160 à 180 centimètres cubes de solution de chlorure de sodium à 9 p. 1000 ou mieux de l'eau distillée fraîchement et stérilisée (Eméry).

Injecter le tout à 37° dans une veine du pli du coude ou du pied.

Il est préférable de pouvoir, après l'introduction de l'aiguille dans la veine, injecter d'abord un peu de solution salée physiologique pure sans addition encore d'arsénobenzol pour se rendre compte s'il ne fuse pas de liquide hors de la veine ; car, avec l'arsénobenzol, il y aurait l'inconvénient d'un abcès arsenical. Si le fait se produit, piquer la veine à un autre endroit. De même, pendant l'injection, ne jamais continuer si l'on suppose que le liquide passe dans le tissu cellulaire[2].

Pour s'assurer qu'on est bien dans la veine, aspirer un peu de sang dans la seringue ou le voir monter dans l'appareil, si l'on emploie un dispositif spécial[3].

Pour toutes les injections, et surtout pour les

---

[1] LEREDDE, Technique des injections intraveineuses d'arsénobenzol (*Presse médicale*, 16 septembre 1911).

[2] JEANSELME et A. VERNES, Technique de l'injection intra-veineuse de salvarsan (*Journal des praticiens*, 12 août 1911).

[3] G. MILIAN, Technique des injections intraveineuses de salvarsan (*Paris médical*, 13 juillet 1911).

injections intraveineuses, une *rigoureuse asepsie* est *obligatoire*.

Certains dispositifs maintenant dans le commerce permettent de remplir facilement cette condition, comme le suivant dont on comprend le fonctionnement (fig. 2).

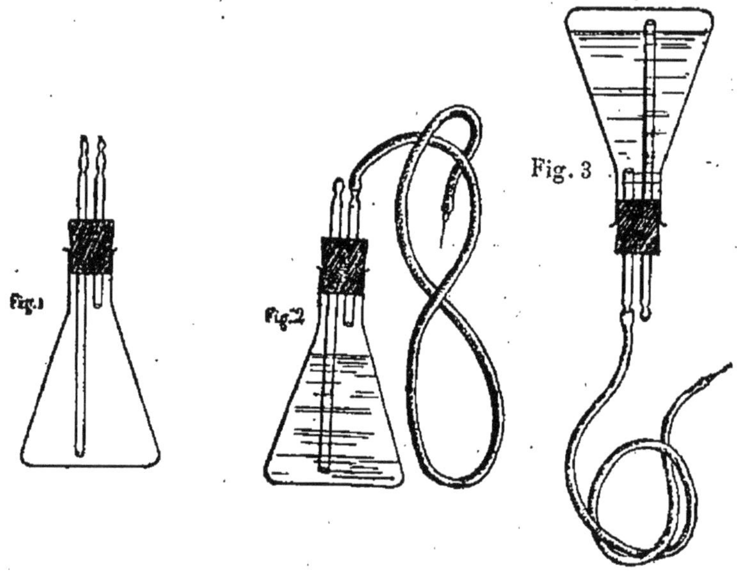

Fig. 2. — Appareil Paillard-Ducatte pour injections intra-veineuses.

3° Injections intra-rectales[1].

Tandis que la voie rectale ne fournit pas des résultats rapides chez l'adulte, ce mode d'introduction du composé arsenical réussit bien chez l'enfant.

---

[1] Weil, Morel et G. Mouriquand, Injection intrarectale de salvarsan chez l'enfant (*Lyon médical*, 3 juillet 1912).

Mode d'administration. — Technique. — Dissoudre l'arsénobenzol dans 40 centimètres cubes d'eau distillée chaude. Alcaliniser à la soude à 15 p. 100 jusqu'à clarification de la solution d'abord trouble.

Ajouter au mélange 100 centimètres cubes de sérum physiologique à 5 p. 100.

V à X gouttes de laudanum pour assurer la tolérance.

Donner en lavement à l'aide d'un bock avec une longue sonde rectale. Laisser couler lentement; garder au moins quatre heures.

Doses. — Enfants de dix à treize ans : 1re injection, 10 centigrammes d'arsénobenzol ; 2e injection, 20 et 3e injection, 40 centigrammes.

Effets. — LOCALEMENT. — Injection intra-veineuse non douloureuse, mais laissant des indurations de la paroi veineuse, injection intra-musculaire douloureuse surtout à partir du lendemain et pendant quatre à huit jours jusqu'à douze jours. Infiltration œdémateuse, quelquefois suppuration, souvent formation d'une poche kystique persistante, dont on a dû faire l'ablation.

GÉNÉRALEMENT. — Fièvre 38° à 40° les trois premiers jours, mais seulement chez les syphilitiques, quelquefois troubles cardiaques, arythmie, éruption, puis montée du poids. Avance des règles chez la femme.

Action. — Mort des tréponèmes vérifiée par la réaction de Gengou et Bordet, dite de Wassermann, au bout de un à six et sept jours après l'injection, quelquefois seulement au bout de quatre semaines.

Leucocytose jusqu'à 38000 (Neisser).

Elimination par l'urine jusqu'au quatrième jour (injection intra-veineuse), jusqu'au douzième (injection intra-musculaire); par les fèces pendant six jours (injection intra-veineuse) pendant dix jours (injection intra-musculaire).

Localement, persistance plus de trente-six jours dans les muscles fessiers[1].

Abaissement de la tension artérielle (Sieskund).

Cicatrisation rapide des chancres, des plaques muqueuses, résorption des gommes, des accidents d'hérédosyphilis.

Guérison du tabès initial et de la paralysie générale.

Accidents. — Réaction fébrile

Tout médicament antisyphilitique, introduit dans les veines à doses suffisantes, produit chez tout syphilitique en période active une fièvre spécifique de première injection par destruction en masse des tréponèmes. Rien de semblable ne se produit à une seconde injection[2].

Rétention d'urine, albuminurie avec cylindrurie, abolition du réflexe patellaire, constipation.

---

[1] Ehrlich, *Berliner med. Gesellschaft*, 22 juin 1910.
Bohac et Sobotker, *Wiener klinische Wochenschrift*, 30 juillet 1910.

[2] Leredde, Les petits accidents du salvarsan et leurs causes (*Soc. franç. de dermatol. et de syphiligr.*, 9 janvier 1913). — Emery, Les accidents du salvarsan et l'eau distillée (*Ibid.*). — Jeanselme et Jacquet, La signification de la fièvre consécutive à une première injection de salvarsan (*Ibid.*).

Accidents articulaires (H. Gaucher et H. Guggenhemer), hémorragie cérébrale (Fischer).

Donc, surveiller les reins, le foie, le cœur et les vaisseaux.

Récidives possibles[2] et plus rapides qu'avec le mercure[3], troubles oculaires[4]; *guérit certains accidents, mais non la maladie*[5].

Indications. — 1° SYPHILIS AU DÉBUT ; 2° SYPHILIS PLUS TARDIVES, dans lesquelles mercure et iodure échouent ou se tolèrent mal ; 3° SYPHILIS GRAVES, PHAGÉDÉNIQUES, CONTRE LESQUELLES ON DOIT AGIR VITE ; 4° SYPHILIS A MESURES PROPHYLACTIQUES URGENTES, gens mariés, prostituées, nerveuses, etc. (Nicolas et H. Moutot).

---

[1] LEREDDE, La question des affections parasyphilitiques en 1912. L'action du salvarsan dans le tabès dorsal. (*Congrès intern. de derm. et de syph., Rome,* avril 1912). — Guérison du tabès par le sel d'Ehrlich (*Soc. de méd. de Paris,* 25 janvier 1913).

[2] J. DUMONT, La nouvelle préparation arsenicale d'Ehrlich (606) dans le traitement de la syphilis (*Presse médicale,* 20 août 1910).

E. EMERY, La préparation « 606 ». Paris, 1910.

[3] ROCHON-DUVIGNAUD, Troubles oculaires et injections de 606 (*Société médicale des hôpitaux,* 26 mai 1911).

[4] BALZER, BURNIER et GARSAUX, Traitement de la syphilis par de nouveaux dérivés arsenicaux dus au Dr Mouneyrat, l'arsenphénylchlorohydroxyamine et l'arsenphényliodohydroxyamine (*Société de dermatologie et de syphiligraphie,* 2 mars 1911. *Bulletin* 22e année n° 3, p. 108). — BALZER, Les nouveaux traitements de la syphilis (*Paris médical,* sept. 1911).

[5] LÉVY-BING et DUROEUX, Le 606 en injections intra-musculaires dans le traitement de la syphilis (*Annales des maladies vénériennes,* t. VI, n° 3, mars 1911, p. 161).

Voir : Discussion sur les accidents attribués au salvarsan (*Société de l'Internat des Hôpitaux de Paris,* 22 février 1912 et *Soc. française de dermat. et de syphiligr.,* 9 janvier 1913).

Contre-indications. — *Age avancé, troubles nerveux graves*, troubles *bulbaires, circulatoires, affections cardiaques*, mais il y a de bons résultats dans les *aortites, diabète, tuberculose* (?), *cachexies non syphilitiques* (Nicolas et H. Moulot).

Chez les *syphilitiques atteints de néphrite*, s'il n'y a pas de phénomène inquiétant, l'arsénobenzol peut être employé.

Même en cas d'œdème, si la perméabilité aux composés azotés n'est pas trop touchée, l'injection est encore possible, mais injecter dans le muscle, pas dans la veine, pour éviter l'introduction rapide dans le courant circulatoire des 250 centimètres cubes de solution salée additionnelle.

En cas d'imperméabilité rénale, s'abstenir d'arsénobenzol par toutes voies [1].

Dans les *troubles laryngés* et *oculaires*, prudence dans les doses initiales.

9° *Néo-salvarsan* (914).

Nature du médicament. — L'arzénobenzol combiné au formaldéhyde sulfoxylate de sodium $CH^2(OH)O.SO.Na$) donne un nouveau composé $C^{12}H^{12}O^2Az^2As^3 + CH^2(OH)O,SO.Na = C^{12}H^{11}O^2 Az^2As^3CH^2O,SO.Na - H^2O$ ou dioxydiamidoarsénobenzol monométhylène sulfoxylate de sodium.

Poudre jaune, le néo-salvarsan est facilement soluble dans l'eau, donne des solutions neutres; moins toxique que le salvarsan, il lui serait supérieur en efficacité.

---

[1] A. Gouget, Syphilis, néphrite et salvarsan (*Presse médicale*, 20 mars 1911).

Technique[1]. — Vider la poudre contenue dans l'ampoule de verre dans de l'eau fraîchement distillée. Rincer l'ampoule à plusieurs reprises. *Ne pas agiter*, de crainte d'oxyder le produit.

Préparer seulement au moment de s'en servir. On peut employer l'eau chaude ou mieux de l'eau à 20°; mais *ne pas chauffer* la solution obtenue.

Eviter l'eau additionnée de NaCl, si le titre de la solution doit dépasser 0,4 p. 100.

Le néo-salvarsan est moins toxique que le salvarsan.

Les doses toxiques sont 15 à 30 fois supérieures aux doses thérapeutiques[2].

Le volume de l'excipient augmente la toxicité. Un dixième du volume du sang constitue un excellent excipient.

Le meilleur excipient est le sérum chloruré à 4 p. 1000.

Causes d'accidents. — Eau distillée impure, chlorure de sodium, oxydation par lenteur d'injection, appareils trop compliqués, réaction du médicament, hémolyse par suite de mise en liberté d'albumines qui provoquent l'anaphylaxie.

Pour diminuer les accidents tenant aux impuretés ou à l'oxydation du produit, M. Ravaut[3] supprime l'emploi d'eau salée et restreint la quantité

---

[1] S. Schreiber, *Munchener mediz. Wochenschr.*, n° 17, 1913, p. 905).

[2] Milian, Giraud et Duret, Toxicité du néo-salvarsan (*Soc. de dermat. et de syphiligr.*, 6 mai 1913).

[3] Ravaut, Nouveau procédé d'injection intraveineuse du néo-salvarsan (*Soc. franç. de dermat. et de syphiligr.*, 6 fév. 1913, et *Presse méd.*, 2 avril 1913).

P. Ravaut et Scheikevitch, Étude sur un nouveau procédé

d'eau à 10 centimètres cubes jusqu'à 0,60 centigrammes et 15 centimètres cubes pour celles de 0gr,75 à 0gr,90.

Mode d'administration.

L'injection peut se faire à l'aide d'une simple seringue en verre, en ayant soin d'aspirer la solution extemporanée à l'aide d'un tube de verre de 6 centimètres cubes s'adaptant à la seringue et contenant un petit tampon d'ouate stérile qui permet la filtration du liquide. Deux minutes suffisent pour toutes les manipulations.

Balzer[1] fait des injections huileuses dans les muscles lombaires au-dessus de la crête iliaque ou dans la fesse au-dessus et en dedans du grand trochanter, avec une solution huileuse contenant :

Néo-Salvarsan. 0gr.20 à 0gr.40, en général 0gr.30 cent.
Mélange de lanoline et d'huile d'œillette froissage .... 1 cent. cube.

(LAFAY).

Injections intramusculaires pour les solutions huileuses et *intraveineuses* pour les solutions aqueuses.

Doses. — Balzer commence par 0gr,30 centigrammes en deux injections séparées de 0gr,15 centigrammes.

Pour le traitement complet de la syphilis, tout

---

d'injection du néo-salvarsan en solutions concentrées. Technique et réaction (*Ann. de dermat. et de syphiligr.*, n° 4, avril 1913, p. 206).

[1] BALZER, La technique des injections intramusculaires d'arsénobenzol dans le traitement de la syphilis (*Presse méd.*, 2 avril 1913).

en se guidant sur le résultat de la réaction de Wassermann, M. Balzer propose la conduite suivante :

1re année : { 1re cure, 5 à 6 injections hebdomadaires de 0gr,30 centigr. de néo-salvarsan.
2e cure de 3 à 4 injections.
3e cure — — }

2e année : 2 cures de 3 à 4 injections hebdomadaires.
3e année : 1 à deux cures.
4e année : 1 cure.

Mais d'autres conseillent des doses plus élevées; ainsi Ravaut indique les suivantes :

Chez l'homme :	1re	injection	0gr,90 centigrammes
—	2e	—	1 gramme.
—	3e	—	1gr,20
—	4e	—	1gr,40 à 1gr,50.

Chaque injection à huit jours d'intervalle.

Chez la femme, 1re injection 0gr,70, élever jusqu'à 1gr,20. Soit 0gr,015 milligrammes par kilogramme de poids, en restant au-dessous pour les premières injections (Leredde).

On peut réinjecter au bout de 2 jours.

On a pu, chez des adultes hommes, robustes, injecter en sept jours, 6 grammes de médicament.

Effets. — Fièvre après la première injection, pas après les autres. Dès la cinquième heure, il pourrait y avoir disparition des spirochètes dans les sérosités des ulcères syphilitiques.[1]

---

[1] PAUL SALMON et BROWNE, Temps minimum de disparition des spirilles de la syphilis avec l'arsénobenzol.

Accidents. — Tandis qu'*in vitro* le néodioxydiamidoarsénobenzol hémolyse le sang et réduit l'hémoglobine, *in vivo*, la réduction ne se produit pas et l'hémolyse est extraordinairement fugace. Néanmoins chez certains malades à fragilité globulaire ou à ictère hémolytique, le néodioxydiamidoarsénobenzol pourrait avoir des inconvénients; ces propriétés hémolysantes et réductrices pourraient entrer pour une part plus ou moins grande dans la genèse des accidents qu'on a signalés[1].

Indications. — *Les mêmes que ceux de l'arsénobenzol* qu'il est probablement appelé à remplacer si la pratique confirme son efficacité et ses avantages.

10° ***Autres arsenicaux de même série chimique que l'arsénobenzol.***

Arsenphényliodohydioxyamine $C^{12}H^{10}O^{2}I^{2}Az^{2}As^{2}$ de poids moléculaire de 435 et contenant 34 p. 100 d'arsenic comme l'arsénobenzol (606) d'Ehrlich.

Arsenphénylchlohydroxyamine $C^{12}H^{10}O^{2}Cl^{2}Az^{2}As^{2}$ de poids moléculaire de 612 et contenant 24 p. 100 d'arsenic.

Dose. — 0gr,20 centigrammes chaque semaine, renouveler.

---

[1] R. Dalimier, Action des combinaisons arséno-aromatiques (dioxydiamidoarsénobenzol et néodioxydiamidoarsénobenzol) sur l'hémoglobine du sang (*Acad. des sc.*, 24 fév. et 3 mars 1913).

11° ***Galyl, ou 1116, ou tëtraoxydiqhosphaminodiarsénobenzène. Ludyl, ou 1151, ou phényldisulfaminotétraoxydiaminodiarsénobenzène***[1].

Doses. — 0gr,40 à 0gr,60 centigrammes tous les huit jours. Trois injections en moyenne suffisent au traitement.

Mode d'administration. — 1° *Injections intramusculaires* en solution *huileuse*. Un peu douloureuses.

2° *Injections intraveineuses* dans un sérum isotonique carbonaté stérilisé à 12 grammes de carbonate de soude pur et sec par litre d'eau distillée.

Effets. — Parfois fièvre, comme avec les autres composés arsenicaux, céphalée, diarrhée, réaction de Herxheimer, mais pas de phénomènes congestifs, ni de retentissement sur le rein, le système nerveux, le nerf optique, ni le nerf auditif.

Indications. — Celles de l'arsénobenzol.

Contre-indications. — Celles de l'arsénobenzol.

VII. **Brome.**

Principe de la méthode. — Parenté chimique avec l'iode.

Mode d'administration. — *Eau bromée*, soit à l'intérieur, soit plus souvent comme topique.

Mode d'action et effets. — Ceux de l'iode.

---

[1] De Beurmann, Mouneyrat et Tanon, Traitement de la syphilis par de nouveaux dérivés arsenicaux, 1116 et 1151 (*Soc. méd. des hôp.*, 17 janv. 1913).

Indications. — *Syphilis rebelles* aux iodures et au mercure.

VIII. **Cuivre.**

Principe de la méthode. — Mercure et cuivre ont aussi une parenté clinique (A. Price).

Nature de l'agent médicamenteux. — Sulfate de cuivre. On associe avantageusement au sulfate de cuivre l'arsenic, le fer et l'iode.

Mode d'administration. — **Dose.** — De 1/4 de milligramme jusqu'à 2 milligrammes de sulfate de cuivre trois fois dans la journée.

Interrompre de temps en temps, un jour au plus chaque semaine.

Effets thérapeutiques. — Action surtout sur les adénopathies et les plaques muqueuses.

Accidents. — Symptômes d'intolérance : boulimie, prostration, faiblesse cardiaque.

Indications. — *Syphilis* en général.

Contre-indication. — Cachexie syphilitique.

IX. **Nitrite de sodium.**

Principe de la méthode. — Les propriétés bactéricides de ce sel ont fait penser à l'appliquer au traitement de la syphilis (Petrone, de Naples).

Nature du médicament. — Le nitrite de sodium en solution à 2 ou 3 p. 100.

Mode d'administration. — Voie sous-cutanée.

Doses. — De 0gr,05 à 0gr,50 graduellement, en deux injections chaque jour.

Indications. — *Syphilis* rebelle aux traitements habituels. Voir : *Hypotensive (Médication)*.

X. **Pilocarpine** (Robinson).

Nature du médicament. — Chlorhydrate de pilocarpine, soit concurremment avec le mercure, soit dans l'intervalle de deux périodes d'administration de ce médicament.

Mode d'administration. — En solution ou en pilules.

Dose. — 2 à 8 milligrammes répétés deux ou trois fois par jour.

Résultats. — Disparition d'accidents qui avaient résisté jusque-là aux mercuriaux.

Action favorable dans la stomatite mercurielle.

Indications. — *Syphilis* et comme adjuvant dans la stomatite mercurielle.

XI. **Or.**

Principe de la méthode. — L'or se place à côté du mercure par son rang de classification chimique, d'où substitution thérapeutique.

Nature du médicament. — *Bromure d'or*, en pilules.

Dose. — *Quelques milligrammes.*

Accidents. — Délire, excitation cérébrale, palpitations ; le bromure n'est pas exempt de ces accidents d'aurisme.

Indications. — *Syphilis*, quand le mercure ne donne pas de résultat.

XII. **Uranate d'ammoniaque (Méthode d'Aillaud)**[1].

Nature du médicament. — Uranate d'ammoniaque, poudre jaune très fluorescente, radio-active, dit jaune d'urane. On l'emploie sous forme de l'*huile jaune* suivante :

Uranate d'ammoniaque	5 grammes.
Huile de vaseline stérilisée. Q. S. pour faire 100 cent. cubes.	

Mode d'administration. — *Injections* profondes, intramusculaires.

Dose. — 1 centimètre cube de la solution huileuse, soit $0^{gr},05$ d'uranate d'ammoniaque.

Répéter tous les huit jours, pendant des semaines ou des mois, selon les cas et les circonstances.

Effets. — A. Locaux. — Pas de douleur, ni tuméfaction, ni nodosité.

B. Généraux. — Pas d'intolérance.

XIII. **Quinine, injections intraveineuses** (Lenzmann).

Mode d'administration. Nature du médicament. — Chlorhydrate de quinine :

Chlorhydrate de quinine	10 grammes.
Chlorure de sodium	$0^{gr},75$
Eau distillée stérilisée	100 grammes.

Dose. — Agiter et chauffer avant l'usage.

Une injection par jour les trois premiers jours, puis une injection tous les deux jours (2 fois) et

[1] L. Jullien, Traitement de la syphilis par l'uranate d'ammoniaque (Méthode d'Aillaud) (*Bulletins et mémoires de la Société de médecine de Paris*, 9 novembre 1907, n° 9, p. 289).

enfin une injection tous les quatre ou cinq jours. Dose totale pour une cure, 4 à 5 grammes de chlorhydrate. A la dose de 5 centigrammes, quelques vertiges passagers.

XIV. **Goudron** [1].

Nature du médicament et mode d'application. — Goudron, en badigeonnages.

Indication. — *Syphilides cutanées.*

ANTITACHYCARDIQUE (MÉDICATION).

Nature des médicaments. — Vomitifs, ipéca, émétique, apomorphine ou autre vomitif.

Effets. — Arrêt de la tachycardie, pouls retombant de 200 à 80.

Indication essentielle. — *Tachycardie paroxystique.*

Contre-indications. — Asystolie, sénilité, tuberculose et tachycardie non essentielle.

ANTITÉTANIQUES (MÉDICATIONS).

CHOLESTÉRINE [2], SULFATE DE MAGNÉSIE [3]. CHLORAL DANS LE TÉTANOS.

1° **Cholestérine.**

Principe de la méthode. — La pathogénie du té-

---

[1] THIBIERGE, Syphilis maligne guérie par des badigeonnages de goudron de houille (*Soc. de dermat. et de syph.*, 7 juillet 1910).
E. DEVIC et P. LAVY, La médication vomitive dans la tachycardie paroxystique (*Presse médicale*, 18 juin 1910).

[2] ALMAGIA et MANDES (Rome), Deux cas de tétanos traités par la cholestérine et suivis de guérison (*Riforma medica*, 15 juin 1907, p. 651-653).

[3] GRIFFON et LIAN, Traitement du tétanos par les injections intrarachidiennes de sulfate de magnésie (*Société médicale des hôpitaux*, 24 juillet 1908).

tanos peut s'énoncer ainsi : infection par le bacille tétanique, sécrétion de toxine, fixation de cette toxine sur le système nerveux par l'intermédiaire de la lécithine et de la cholestérine. De ces deux substances, la cholestérine possède le pouvoir de fixation le plus actif ; ce pouvoir de fixation s'exerce aussi en dehors du système nerveux. Ces constatations ont fait penser aux auteurs à la possibilité de fixer la toxine tétanique. Avec le sulfate de magnésie, on produit une inhibition nerveuse.

Nature du médicament. — Cholestérine en injections sous-cutanées.

Dose. — 15 centigrammes, puis 30 centigrammes, puis 1 gramme et 1gr,50 par jour jusqu'à 2gr,80.

Effets. — Rétrocession des symptômes tétaniques à partir du cinquième jour de traitement.

2° Sulfate de magnésie.

Principe de la méthode. — Neutraliser la toxine tétanique.

Nature du médicament. — Sulfate de magnésie.

Sulfate de magnésie	5gr,25
Eau distillée	Q. S. p. 100 cent. cubes.

Mode d'administration. — Injections intrarachidiennes ; voir *Rachidienne* (*Médication*).

Dose. — 1 centigramme à 12kg,500 à 25 p. 100, ou 3 centimètres cubes à 5,25 p. 100.

On aurait parfois des accidents[1].

---

[1] Lenormant, Tétanos traité par l'injection intrarachidienne

3° **Chloral.**

Hydrate de chloral pur................ 5 grammes.
Eau distillée stérilisée................ 95 —
(D'Espine).

ou peut-être mieux :

Hydrate de chloral.......................... 2gr,50
Eau distillée stérilisée........................ 98gr,5
(Mayor).

Dose. — 1 gramme de chloral, soit 20 centimètres cubes de la solution à 5 p. 100 en répétant et en augmentant jusqu'à 2, 6, 10 grammes de chloral soit 40, 120, 200 centimètres cubes de la solution de D'Espine et le double de la solution de Mayor.

Mode d'administration. — Injection intra-veineuse.

Indications. — *Tétanos.*

SÉRUM ANTITÉTANIQUE (Voir plus loin).

ANTITHERMIQUE EXTERNE (MÉDICATION).

Mode d'administration et doses. — En badigeonnages. Débuter par des doses faibles : V à VI gouttes de gaïacol pur, selon la tolérance ; monter jusqu'à 0,50 centigrammes, mais jamais au delà.

Chez l'enfant, jusqu'à sept ans, diluer au tiers avec l'alcool : gaïacol 1 partie, alcool 2 parties. De sept à quinze ans, gaïacol et alcool à parties égales.

Un badigeonnage chaque fois que la température atteint 39°, soit environ toutes les quatre heures d'une façon générale.

---

de sulfate de magnésie. Mort subite (*Société médicale des hôpitaux*, 5 mars 1909).

D'ESPINE, Tétanos idiopathique guéri par le chloral en injections intraveineuses (*Société médicale de Genève*, 10 mars 1910.

Indications. — *Fièvre typhoïde*[1], *fièvre en général*

ANTITOXIQUE (MÉDICATION).

Nature du médicament :

Camphre	100 grammes.
Huile d'olive lavée à l'alcool	900 —

Mode d'administration et dose. — 0 centimètres cubes matin et soir jusqu'à 50 centimètres cubes matin et soir (P. Baudet) (Toulouse), en injections sous-cutanées.

Camphre	100 cent. cubes.
Éther	100 —
Huile d'olive lavée à l'alcool, Q. S. pour	1 litre.

Mode d'administration et Doses. — 5 à 20 centimètres cubes matin et soir (F. Patry).

En injections intramusculaires, mieux sous-cutanées.

Indications. — *Infections* diverses, *bronchopneumonie*, *pneumonie*, *péritonite*, *infections urinaires*.

ANTITOXIQUE (MÉDICATION) CHEZ LES ANESTHÉSIÉS[2].

Principe de la méthode. — L'anesthésie épuise les réserves de glycogène. Les oxydations des graisses et des albuminoïdes s'opèrent dans le jeûne de façon défectueuse et aboutissent à des produits toxiques ;

---

[1] Lacroix (Lyon), Le traitement de la fièvre typhoïde par les badigeonnages cutanés au gaïacol (*XIIe Congrès de méd. de Lyon*, 1912; *Comptes rendus*, vol. II, p. 478).

[2] E. Chauvin et N. Œconomos, Pathogénie des troubles post-anesthésiques ; leur prophylaxie et leur traitement par le glycose (*Soc. de thérap.*, 11 oct. 1912).

le foie privé de glycogène ne peut alors les neutraliser. Pour y remédier, il faut introduire du sucre dans l'organisme.

Nature, modes d'administration et doses de la préparation. — *Glycose* sous formes variées, par exemple :

Glycose........................	150 grammes.
Teinture de noix vomique........	0gr,50 centigr.
Teinture de cannelle............	3 grammes.
Eau................. Q. S. pour	300 cent. cubes.

En général par voie buccale, mais, en cas d'urgence, voie rectale, même voie veineuse.

Adjoindre les *alcalins*, comme dans le coma diabétique.

Indications. — *Troubles généraux post-opératoires* et conditions analogues.

ANTITUBERCULEUSES (MÉDICATIONS).

Amyleusulfase[1].

Nature du médicament. — Solution huileuse de leucites de la pomme de terre saturée d'anhydride sulfureux pur.

Mode d'administration. — Injections hypodermiques.

Dose. — 1 à 5 centimètres cubes.

Répéter tous les jours ou seulement deux ou trois fois par semaine.

---

[1] E. Piogey, Préparation nouvelle employée avec succès dans la tuberculose et dans la lèpre, dénommée amyleusulfase (Société médicale du IXe arrondissement, 14 février 1907 ; *Bulletin officiel des Soc. méd. d'arrondissement*, août 1907).

Indications. — *Tuberculose* de toutes formes et de toutes localisations, *lèpre*.

Hypérémique (Méthode) ou Méthode de Bier. Application d'un masque construit de façon à raréfier l'air de l'inspiration d'une façon graduelle.

Effets. — A. LOCAUX. — Diminution de la toux, facilité de l'expectoration, disparition graduelle des signes d'ulcération.

B. GÉNÉRAUX. — Multiplication des érythrocytes, des leucocytes, augmentation de l'hémoglobine. Ces effets seraient persistants.

Indications. — *Catarrhes divers* des voies respiratoires, *coqueluche*, *pneumonie*, *bronchopneumonie*, *tuberculose*[1].

Tuberculoses locales, tumeurs blanches.

Azote[2] **(injections intrapleurales).**

Nature de la préparation et mode d'administration. — Gaz azote pur.

Injection dans la plèvre : un litre et plus selon la résistance à l'introduction.

Injection lente, sans force exagérée.

Effets. — Chute de la température, malgré la marche, la fatigue, les règles.

---

[1] KUHN, Du traitement hygiénique des affections pulmonaires par le « Lungensaugmaske » (*XXIV*e *Congrès allemand de médecine*, Wiesbaden, 15-18 octobre 1907).

[2] BALVAY et ARCELIN, Traitement de la tuberculose pulmonaire par la mise au repos du poumon au moyen d'injection d'azote dans la cavité pleurale (méthode de Forlanini) (*Association française pour l'avancement des sciences*, 18e Congrès de Lille, 3-7 août 1909).

Diminution de la toux, de l'expectoration.
Relèvement de l'état général.

Accidents. — Emphysème sous-cutané, syncope.

Indications. — *Tuberculose unilatérale.*

Contre-indications. — Chez les sujets à *cœur petit*, crainte de *syncope*.

Cholestérine et extrait de bile par l'éther de pétrole (paratoxine)[1].

Principe de la méthode. — La bile en nature, les acides biliaires et, en particulier, la cholestérine semblent se conduire comme un antitoxique; il en est ainsi pour le venin de vipère (Phisalix, 1897).

Ils donnent aux animaux en expérience une résistance plus forte au processus tuberculeux.

Nature et mode d'administration du médicament. — Cholestérine ou extrait de bile par l'éther de pétrole, en injections sous-cutanées.

Résultats. — Diminution de la fièvre, des sueurs, de la prostration, réveil de l'appétit, pouls plus calme, amélioration de l'état local, diminution des bacilles dans les crachats, augmentation du poids, 5 kilogrammes en un mois.

Résultat d'autant plus favorable que la tuberculose est moins avancée.

---

[1] G. Lemoine et E. Gérard (de Lille), Essais sur une thérapeutique nouvelle de la tuberculose basée sur l'action antitoxique du foie (*Académie de médecine*, 8 octobre 1907).

Mode d'action[1]. — Action protectrice du foie contre les poisons microbiens.

Indications. — *Tuberculose pulmonaire* principalement et surtout premier et deuxième degré, même au troisième, autres tuberculoses d'organes.

Cuivre.

Principe de la méthode. — Chez les ouvriers qui manipulent le verdet, pas de tousseurs et les tousseurs guérissent (Billard [2]).

Nature du médicament, dose et mode d'administration. — Sous-acétate de cuivre chimiquement pur, pulvérisé : 1 kilogramme. Avec une carte, faire tomber la poudre dans une cuvette de plus en plus haut pour obtenir de la poussière.

Quand le verdet ne donne plus de poussière, le pulvériser à nouveau dans un moulin à poivre par exemple.

Respirer cette poussière une demi-heure matin et soir au plus.

Résultats. — Chez une trentaine de malades :

1° Disparition de la toux.

2° Augmentation du poids et des forces.

3° Diminution ou disparition de l'expectoration.

4° Régression des signes stéthoscopiques.

---

[1] G. Lemoine et E. Gérard, Hypothèses sur l'action antitoxique du foie vis-à-vis des poisons tuberculeux (*Académie de médecine*, 20 novembre 1907).

[2] G. Billard, Traitement de la tuberculose pulmonaire par les inhalations de poussières de verdet (*Progrès médical*, 7 avril 1909).

Mode d'action. — Au contact des muqueuses respiratoires, décomposition lente en acide acétique et oxyde de cuivre ; ce serait l'acide acétique naissant qui entraverait le développement microbien.

Voir : *Sérothérapie*, *sérums antituberculeux*, *vaccins*, *tuberculines*.

Atoxyl (A. Cayrol). Voir les éditions précédentes.

Tricyanure d'or.

Principe de la méthode. — Des quantités minimes de tricyanure d'or stérilisent les cultures de bacille tuberculeux[1].

Nature, doses, modes d'administration du médicament. — Tricyanure d'or : 5 milligrammes à 1 centigramme et demi.

Injection locale : gommes, adénites, arthrites.

Injection hypodermique et intratrachéale : tuberculose pulmonaire.

ANTITYPHIQUE (MÉDICATION).

Pyramidon.

Nature du médicament et Mode d'administration. — *Pyramidon* 15 à 20 jusqu'à 30 centigrammes ou seulement 05 centigrammes répétés et associés à la caféine (Hirtz[2]). Au lieu du pyramidon, le *camphorate acide de pyramidon* aurait moins d'inconvénients.

---

[1] G. Rosenthal, Le tricyanure d'or, agent d'inhibition du développement du bacille tuberculeux (*Soc. de thérap.*, 25 avril 1913).

[2] Hirtz, A propos de l'emploi du pyramidon chez les typhiques (*Soc. méd. des hôp.*, 28 juin 1912).

La pratique de M. V. Courtellemont (d'Amiens[1]) consiste, dès que la température, prise toutes les trois heures, atteint ou dépasse 38°,5, de donner un cachet de pyramidon, dont la dose peut varier de 0gr,05 à 0gr,20 selon les cas. Il peut ainsi y avoir 8 doses administrées par jour avec un maximum de 1gr,20 dans les vingt-quatre heures.

Inconvénients : de temps en temps : 1° fatigue chez certains malades par d'abondantes sueurs ; 2° intolérance gastrique. Donner alors le médicament en suppositoires (Vinay) ; 3° hypothermie, menace de collapsus, rare avec ces doses.

« 1° Ne pas associer le pyramidon aux moyens de réfrigération (bains froids, lotions froides, vessie de glace).

« 2° Ne pas donner le pyramidon par doses massives, mais par doses fractionnées et proportionnées à l'état de la température, prise au plus toutes les trois heures.

« 3° Redoubler de prudence, s'il se produit un abaissement brusque et notable de la température : dans ce cas, diminuer considérablement chaque dose, les espacer au besoin, même cesser l'administration du médicament. »

Effets. — Baisse de la température jusqu'à la normale et même un peu d'hypothermie, pendant cinq à huit heures environ.

Iode.

Principe de la méthode. — La fièvre typhoïde se

[1] V. Courtellemont, Du traitement de la fièvre typhoïde par le pyramidon (*La Clinique*, 8 nov. 1912).

montre une infection à hypoleucocytose; l'iode possède une propriété hyperleucocytosique, surtout mononucléaire, d'où action thérapeutique possible.

Nature, mode d'administration, doses du médicament. — Déjà Raynaud, dès 1904, obtenait 90 p. 100 de guérisons avec la formule suivante :

Teinture d'iode.............	XX à XXV gouttes.
Iodure de potassium........	0gr,01
Eau distillée.................	150 grammes.

A cette préparation prise par la bouche, Lafitte (de Santiago)[1] ajoutait des injections intramusculaires :

Iode métalique..............	0gr,10 centigr.
Iodure de potassium.........	1 gramme.
Gaïacol.......................	2 grammes.
Glycérine pure...............	10 grammes.

1 à 2 seringues de 1 centimètre cube dans la journée.

Résultats[2]. — Amélioration des symptômes et de l'état général.

Évolution bénigne de la maladie.

Adjonction d'autres médicaments selon les indications : huile camphrée, strychnine, lotions, lavements froids, quinine, calomel, etc.

Indications. — *Fièvre typhoïde*, surtout de forme moyenne.

---

[1] Laffitte, Traitement de la fièvre typhoïde par l'iode (*Journ. de méd. de Bordeaux*, 7 juin 1908).

[2] Arnozan et Carle, Traitement de la fièvre typhoïde par la teinture d'iode (*Journ. de méd. de Bordeaux*, déc. 1912).

Urotropine.

Nature du médicament. — Urotropine (hexaméthylènamine) :

Urotropine	0gr,20 à 0,gr40 centigr.
Eau distillée stérilisée	1 cent. cube.

Mode d'administration. — *Injections sous-cutanées.*

Dose. — 2 à 3 grammes par jour (A. Chauffard)[1], jusqu'à 5gr,40 (S. J. Crowe) et jusqu'à 6 grammes par jour en deux doses de 3 grammes, même chez l'enfant de plus de six ans (Triboulet)[2].

Médication hypertensive.

Principe de la méthode. — L'abaissement de la tension a une importance capitale dans la pathogénie de la fièvre typhoïde[3].

Nature des médicaments, doses. — 1° Purgatif au début et surveillance ultérieure de l'intestin ; lavement émollient quotidien aux fleurs de mauve.

2° Potion :

Teinture de digitale	XV gouttes.
Teinture de scille	X —
Caféine	0gr,30 centigr.
Potion de Todd	40 grammes.
Eau gazeuse	80 —

A donner chaque jour.

---

[1] A. Chauffard, L'urotropine dans le traitement des infections biliaires aiguës et de la fièvre typhoïde (*Sem. méd.*, 8 mars 1911).

[2] H. Triboulet et F. Lévy, Les injections sous-cutanées d'urotropine dans le traitement de la fièvre typhoïde (*Presse méd.*, 22 févr. 1913).

[3] J. Pech, Autour de la fièvre typhoïde (*Bull. méd.*, n° 50, 25 juin 1913).

3° Selon la température :

Sulfate de quinine	0gr,25 centigr.
Pyramidon	0gr,15 —

Pour un cachet. De 1 à 5 cachets par jour.

4° Vessie de glace sur le ventre.

5° Diète absolue trois semaines; au plus, une cuillerée de lait dans un bol de décoction d'orge quatre fois par jour.

Boissons à discrétion : bière, limonade gazeuse, citronnade, tisane de queues de cerises, de fleurs de genêt, de stigmates de maïs, thé, eau vineuse, etc.

6° Lavage de la bouche et des dents au savon chaque matin et rinçage plusieurs fois la journée avec une décoction de graines de lin et de feuilles de menthe, additionnée par litre de 4 grammes d'acide salicylique.

ANTIURTICARIENNE (MÉDICATION).

Nature du médicament, administration, doses. — Trois fois par jour 10 centigrammes de quinine incorporée dans du chocolat chez les jeunes enfants à la fin du repas [1].

ANTIVARIOLIQUE (TRAITEMENT) [2].

Nature et technique. — Teinture d'iode en applications externes sur les pustules, répétées deux à trois fois par jour pendant quelques jours, surtout sur les parties découvertes.

---

[1] WALTER WOLFF, Traitement de l'urticaire par la quinine chez l'enfant (*Deut. med. Wochenschr.*, 1911, n° 38).

[2] A.-G. NEWELL, Traitement de la variole par la teinture d'iode (*Indian. med. Gaz.*, sept. 1912).

Résultats. — 1° Atténuation de la réaction inflammatoire, avortement partiel de l'éruption ; 2° atténuation des cicatrices ; 3° amélioration de la marche générale de la maladie ; 4° diminution de la fièvre et de la douleur ; 5° diminution des dangers de contagion ; 6° dangers moins grands de contagion pour les personnes habitant avec le malade, surtout si l'on a soin de compléter la prophylaxie en stérilisant les vêtements du malade en contact avec les régions non soumises à l'action de la teinture d'iode ; 7° diminution de la gravité et de la mortalité de la maladie par la diminution même des pustules.

BACTÉRIOTHÉRAPIE INTESTINALE (asepsie intestinale par les microbes) ou **BACTÉRIOTHÉRAPIE LACTIQUE.**

Principe de la méthode. — L'intestin constitue une fabrique de poisons, de putréfaction. Cette putréfaction intestinale dépend elle-même du développement de microbes putridogènes anaérobies, vivant des substances albuminoïdes en transformation.

Dans le milieu intestinal la masse complexe des aliments, hydrates de carbone et albuminoïdes mélangés, subit au début l'attaque des agents acidogènes, qui ont surtout prise sur les hydrates de carbone. Lorsque l'acidité s'est développée à son maximum, par son excès s'arrête l'action des microbes acidogènes, plus ou moins tôt.

Le milieu se neutralise ; les microbes putridogènes entrent en jeu avec attaque des albuminoïdes et dégagement de gaz et de produits ammoniacaux, amines complexes et ptomaïnes, qui rendent le milieu basique. En même temps se forment phénols, sels d'acides sulfo-conjugués, indol, skatol.

Le problème de l'asepsie intestinale est donc : entraver la vie des microbes putridogènes, et pour ce, maintenir l'acidité du tube digestif de différentes manières, composés chimiques producteurs d'oxygène, peroxydes, mais surtout par l'administration de ferments acidogènes et en particulier du *ferment lactique*.

Le principe trouverait son application même en dehors du tube digestif, dans la vessie, par exemple[1].

Mycodermothérapie.

Avant l'emploi des ferments lactiques, furent essayés *levure de bière*, *ferment vinique* du raisin.

Indications. — Affections de la peau, *acné*, et principalement *furonculose*.

Bactériothérapie intestinale.

1° ***Laits caillés.***

2° ***Lait caillé indigène*** (*Bacillus acidi lactis aerogenes*).

3° ***Yoghourth*** ou ***lait caillé bulgare, maya bulgare.***

---

[1] G. Rosenthal et Chazarain-Wetzel, De l'emploi des ferments lactiques (bacille bulgare et streptocoque lactique) dans le traitement des infections des voies urinaires et de la vessie en particulier (*Société de thérapeutique*, 9 juin et 28 octobre 1909).

4° *Babeurre cru.*

Ferments lactiques.

Au lieu de lait caillé, on prescrit souvent les *ferments en nature* avec observation d'un régime.

Nature du médicament. — *Bouillons de culture* mêmes, culture des bacilles desséchés sous forme de *comprimés* ou de *pastilles*. Pour conserver aux bacilles secs leur activité, additionner les cultures d'un excès de lactose, avant la dessication [1].

Commencer par le bouillon de culture.

Les bouillons contiennent soit le bacille bulgare (Thépenier) associé à l'indigène (Metchnikoff) [2] soit des variétés orientales (Fournier [3]), etc.

---

[1] Carrion et Sorel, Conservation des bacilles lactiques soumis à la dessication (*Société de thérapeutique*, 13 mars 1912).

[2] Metchnikoff, *Études sur la nature humaine*, p. 77, 297 et suivantes; *Essais optimistes*, p. 220 et suivantes; *Quelques remarques sur le lait aigri*; Conférence à Paris, *Revues rose et bleue*, mai 1904; Conférences à Londres, *Revue des sciences pures et appliquées*, mai 1906; *Annales de l'Institut Pasteur*, décembre 1902, août 1903, février 1905, mai 1905, décembre 1906. — Michel Cohendy, *Revue de biologie*, 17 février, 24 mars, 31 mars et 19 mai 1906. — Combe (de Lausanne), *L'auto-intoxication intestinale* 1911, p. 436 et suivantes; *Presse médicale*, 1906, p. 140; 1907. p. 433. *Tribune médicale*, 1906, n° 8; *Pédiatrie pratique*; *Journal des praticiens*, 26 mai 1906; *Revue de Paris*, Entérites et microbes intestinaux, novembre 1906; *Medical Press*, janvier 1907. — Maurice de Fleury, *Quelques conseils pour vivre vieux*. — Médicaments microbiens, bactériothérapie, vaccination, sérothérapie, par Metchnikoff, Sacquépée, L. Martin, Vaillard, Dopter, Salimbeni, Besredka, Dujardin-Beaumetz et Calmette, 2e *édition*, 1913 (*Bibl. de Thérapeutique* Gilbert et Carnot).

[3] Albert Fournier, De l'emploi des ferments en vue de la désinfection intestinale, conférence faite à l'hôpital Tenon, service de M. le Dr Caussade (*Presse médicale*, 26 janvier 1907, p. 59).

On cherche à acclimater dans les cultures des variétés de ferment lactique capables de vivre dans un milieu contenant le maximum d'acide lactique. Ainsi certains ne sont pas contrariés par 34 à 35 grammes d'acide lactique par litre.

Le bouillon de H. Tissier [1] contient le *Bacillus acidi paralactici*, soit seul, soit le plus souvent en symbiose avec le *Bacillus bifidus communis*, hôte prédominant de l'intestin normal.

Mode d'emploi. — Par la bouche, soit en nature, soit dans de petites capsules de caoutchouc fermées par un catgut kératinisé (Laufer et Bourgeois).

Dose. — *Culture.* — A chaque repas, un verre à madère ou un verre à bordeaux, selon le produit.

1° Médication adjuvante. — Chaque jour environ 50 grammes de *lactose*, plus si besoin.

Pour aider à la digestion de la quantité assez forte de féculents absorbés, prescrire une *diastase*, extrait de malt, amylodiastase.

2° Régime adjuvant. — Au début du traitement, régime strictement hydrocarboné : ni viande, ni poisson, ni œuf, ni lait.

Supprimer le fromage.

---

[1] H. Tissier, Recherches sur la flore intestinale normale et pathologique du nourrisson (*Congrès international de médecine*, Paris, 1900, comptes rendus; *Médecine de l'enfance*, p. 208) et thèse de Paris, 1900. — Traitement des infections intestinales par la méthode de transformation de la flore bactérienne de l'intestin (*Société de biologie*, 17 février 1906).

Sont permis tous les autres aliments préparés de façon quelconque, au jus, au beurre, à la crème, en friture, au four, avec des sauces.

Pour la préparation des aliments, on pourra se servir d'une petite quantité de lait, d'œuf ou de fromage râpé.

Ni thé, ni café.

Indications. — *Entérites, entérocolite muco-membraneuse, constipation.*

Effets. — Acidification assez rapide du milieu intestinal. Acidité des selles et présence du bacille bulgare vivant à partir du troisième ou du quatrième jour.

Diminution des acides sulfo-conjugués décelables à l'analyse ; mais il faut tenir compte du régime, qui, pauvre en azote, fournit naturellement moins de sulfo-éthers [1].

Diminution et cessation de la constipation ou de la diarrhée, selon que l'une ou l'autre existait. Retour au bon aspect de la langue, etc.

Mode d'action. — L'examen des matières fécales montre que les ferments ingérés se développent seuls.

« En milieu sucré, une bactérie ferment acide (ferment mixte) peut arrêter l'action et le développement d'un autre ferment putride (ferment simple), et un ferment acide fort peut arrêter

---

[1] H. Labbé et G. Vitry, Les effets de la bactériothérapie lactique sur la digestion intestinale (*Presse médicale*, 14 août 1909).

l'action et le développement d'un ferment acide faible[1]. »

Un inconvénient du développement du ferment lactique est de diminuer le coefficient d'absorption intestinale (H. Labbé et G. Vitry).

Indications de la bactériothérapie lactique.

A. **Indications propres à la médication par les ferments.** — *Entérites* de toutes natures, entéro-colites glaireuse, calculeuse, muco-membraneuse, constipation habituelle, fermentations intestinales, auto-intoxications gastro-intestinales.

Affections gastro-intestinales des jeunes enfants.

Dyspepsies intestinales, dyspepsies gastriques.

Fièvre typhoïde, dysenterie bactérienne (conjointement avec la sérothérapie).

Appendicite, occlusion intestinale, hernie étranglée, comme médication adjuvante ou prophylactique.

Affections hépatiques, affections rénales.

Affections cutanées : dermatoses, acnés, eczémas, furoncles, urticaires.

Suralimentation des tuberculeux, alimentation au lait stérilisé (comme correctif).

---

[1] H. Tissier et Martelly, *Annales de l'Institut Pasteur*, 1903. — G. Rosenthal et P. Chazarain-Wetzel, Bases scientifiques de la bactériothérapie par les ferments lactiques (*Société de thérapeutique*, 23 juin et 28 octobre 1909).

G. Rosenthal. Bases scientifiques de la bactériothérapie par les ferments lactiques. Le bacille bulgare contre les associations microbiennes. Rôle essentiel de l'acidification (*Société de biologie*, 30 avril 1910).

B. **Indications propres à la médication acide.** — *Arthritisme, rhumatisme*[1] (l'acide lactique produit entrave le développement du microbe du rhumatisme) migraines, *diabète* gras et maigre surtout, *artériosclérose*, *neurasthénies*.

Contre-indications. — *Tuberculose* et toutes les affections où une absorption azotée est nécessaire (H. Labbé et G. Vitry) et où les acides sont contre-indiqués.

BACTÉRIOTHÉRAPIE LACTIQUE LOCALE[2].

Principe de la méthode. — Antagonisme des microbes lactiques et des espèces pathogènes.

Nature de la préparation. — Bacille bulgare en culture pure sur sérum lacté ; les sérums peptonisés deviennent toxiques par les peptoses formées.

Après repos au frais, décanter, n'employer que le culot plus riche en éléments.

Ajouter et mêler avec un agitateur en verre dans un petit cristallisoir avec de la poudre de lactose de façon à obtenir la consistance d'une bouillie.

Mode d'application. — En badigeonnages ou sur des mèches de gaze stérilisée ou en injection cavitaire (péritonite).

Action. — 1° Antiseptique de l'acide lactique produit.

---

1 G. Rosenthal, Bases scientifiques de la bactériothérapie par les ferments lactiques (*Société de l'internat des hôpitaux*, 24 février 1910).

2 Brindeau, Les cultures de bacilles lactiques dans le traitement de l'infection puerpérale (*Arch. mensuelles d'obstétr. et de gynécol.*, mars 1912).

2° Antagoniste vis-à-vis des microbes pathogènes;
3° Provocatrice de leucocytose locale.

Indications. — *Plaies septiques* des voies génitales, *endométrites puerpérales* et autres, *péritonite puerpérale* (après laparotomie), *fistules*, *plaies désunies*, *abcès du sein*, *infections du nouveau-né* (cordon, etc.).

CALCIQUE (MÉDICATION), CHLORURE, LACTATE DE CALCIUM.

1° **Anti-hémorragique.**

2° **Anti-éruptif, antiprurigineux.**

Dose. — Chlorure ou lactate de calcium, de 0gr,50 à 1 gramme chez les enfants :

Lactate de calcium..................	10 grammes.
Eau distillée........................	200 —
	(Bettmann [1]).

Une à deux cuillerées à bouche une heure avant le repas, trois fois par jour, pendant trois ou quatre semaines.

Mode d'action. — D'après Wright, dans les conditions étiologiques de certaines urticaires, on compte l'ingestion de fruits acides, l'injection de sérum, les lavements de savon, etc., conditions dans lesquelles interviennent des substances qui rendent le sang moins coagulable, en lui soustrayant et en immobilisant les sels de chaux. Chez certains malades, en même temps que la disparition de

[1] Bettmann, Sur le traitement interne des maladies de la peau par les sels de chaux (*Münchner med. Wochenschrift*, 22 juin 1909).

l'urticaire, on constate que le sang reprend sa coagulabilité et sa teneur normale en calcium. De là l'idée d'appliquer les sels de calcium.

Il y aurait relation directe entre la diminution de coagulabilité et la production des érythèmes divers plus ou moins urticariens et de l'urticaire.

Du reste, l'ion calcium joue un rôle important dans le fonctionnement de la cellule.

Indications. — Comme *anti-éruptif*, contre les *éruptions sériques* (A. Netter [1]), *urticaires* (Wright), *œdèmes aigus*, *engelures*, *prurit*.

3° Antispasmodique.

Indications. — D'après la pratique de A. Netter : *tétanie*, *spasmes de la glotte*, *laryngite striduleuse*, *convulsions de toutes natures* [2].

Mode d'action. — Au cours des diarrhées et de certaines intoxications chez l'adulte, comme chez le jeune enfant, se produit une spoliation calcaire; il y a en effet excès de sels calcaires dans les urines des enfants tétaniques (Oddo et Carle); par contre, le cerveau des enfants tétaniques montre un déchet calcaire (Robert Quest).

L'administration des sels de calcium parerait à cette situation (J. Loeb).

Le lait se montre utile dans les états spasmodiques, probablement par sa teneur en sels calciques.

---

[1] A. NETTER, Le chlorure de calcium comme moyen préventif des éruptions après injection sous-cutanée de sérum. Effets moins satisfaisants dans les injections intrarachidiennes (*Société de biologie*, 17 juillet 1909).

[2] A. NETTER, Le chlorure de calcium dans les névroses convulsives (*Société de biologie*, 15 mars 1907).

Dose. — La dose a son importance; exagérée, elle irait contre le but. Pas assez de calcium dans le sang conduit à la tétanie ; trop aboutit au même résultat; donc, *ne pas exagérer les doses.*

Entre un an et deux ans, jusqu'à 1gr,50 et 2 grammes dans les vingt-quatre heures; mais déjà 15 centigrammes peuvent suffire quotidiennement à un enfant de quinze mois.

Chlorure de calcium..................	2	grammes.
Sirop d'écorces d'oranges amères....	40	—
Hydrolat de tilleul...................	60	—

soit 10 centigrammes par cuillerée à café, 20 centigrammes par cuillerée à dessert.

4° Anti-albuminurique.

D'après Wright [1], il suffirait de soumettre un albuminurique à l'administration du lactate de calcium à la dose journalière de 2 à 3 grammes pour voir disparaître l'albuminurie lorsque celle-ci ne ressortirait pas directement à une vraie lésion rénale.

Même avec une lésion rénale, Renon [2] a obtenu des résultats surprenants.

Dose. — 10 centigrammes (Renon), seulement pendant cinq à six jours; s'il n'y a pas d'effet, augmenter pendant deux à trois jours, jusqu'à

---

[1] A.-E. Wright, *Transactions of the pathological Society of London*, 1905, vol. II. — R. Hingston Fox, Albuminuria : a new method of distinguishing the harmless from the hurtful type (*Berichte und Verhandlungen des IVten internationales Kongresses für Versicherungs-Medizin*, Berlin, septembre 1906).

[2] Renon, Action du chlorure de calcium sur les albuminuries (*Société de thérapeutique*, novembre 1907).

50 centigrammes, qu'il ne faudrait pas dépasser.

Persister vingt-cinq à trente jours si besoin.

De $0^{gr},20$ à $0^{gr},75$ (Iscovesco).

Effets. — Diminution ou cessation de l'albuminurie, régularisation de la diurèse.

Amélioration de l'état général.

Mode d'action. — D'après Iscovesco[1]:

1° Les globules sanguins brightiques sont beaucoup moins résistants qu'à l'état normal;

2° Le sérum brightique est très hémolysant aussi bien pour des globules d'autres animaux que pour des globules humains normaux;

3° L'adjonction de sels de calcium diminue et peut même supprimer le pouvoir hémolysant du sérum;

4° L'administration de sels de calcium à des brightiques amène une diminution importante de l'albumine éliminée sans la supprimer complètement;

5° Il semble que ce qui importe le plus pour la vitalité de la cellule rénale, ce n'est pas la quantité absolue de chlorure de sodium, mais la proportion des ions sodium par rapport aux autres électrolytes de l'organisme;

6° L'action bienfaisante du lait est peut-être due à ce que cet aliment introduit dans l'organisme des quantités importantes de calcium;

7° Les sels de magnésium, antagonisme du cal-

---

[1] Iscovesco, Valeur thérapeutique du chlorure de calcium dans le mal de Bright (*Société de biologie*, 1909).

cium, sont particulièrement toxiques chez les brightiques;

8° L'albuminurie des brightiques semble due à deux facteurs : un local, rénal, sur lequel le calcium ne peut rien ; l'autre toxique, sanguin, que le calcium supprime.

Le chlorure de calcium relève la pression osmotique (Ceconi et Spadoro).

Indications. — *Albuminuries intermittentes, orthostatiques* et autres *néphrites* aiguës (Netter, Iscovesco), albuminuries de toutes sortes (Renon), infectieuses, tuberculeuses, toxiques exogènes ou endogènes (Fiessinger).

5° **Antianaphylactique.** Voir : *Sérum antidiphtérique, Anaphylaxie.*

6° **Thyroïdien.**

Le chlorure de calcium et les sels de chaux en général donneraient des résultats comparables à ceux que fournit l'administration du corps thyroïde [1].

De même les sels de magnésium.

Action. — Le calcium et le magnésium neutralisent l'acide carbonique et facilitent son élimination.

Indications. — *Myxœdème* et tous les états d'*hypothyroïdie* ou d'*hypoparathyroïdie.*

---

[1] ALB. FROIN, Animaux éthyroïdés et sels de calcium et de magnésium (*Académie des sciences*, 19 juin 1909).

7° **Préventif de l'intolérance quinique** [1].

Mode d'administration. — Soit avant l'administration de la quinine, soit en même temps.

Dose. — Chlorure de calcium 1 gramme par jour.

Indications. — *Intolérance simple*; *hémoglobinurie*; *troubles du côté des organes génitaux* chez les femmes en dehors de la grossesse.

CARDIAQUE (MÉDICATION) PAR INJECTIONS SOUS-CUTANÉES ET INTRAVEINEUSES [2].

Nature des médicaments. — On a essayé le *digalène* (Cloetta), préparation soluble de digitale.

En France, on a employé la strophantine.

Il serait dangereux de recourir à la caféine par voie intraveineuse, par suite de l'action contracturante sur le cœur (Mayor [3]).

Mode d'administration. — Intramusculaire, intraveineuse.

Dose. — *Strophantine, un dixième* (Ch. Fiessinger [4]), *quatre dixièmes*, un demi-milligramme. Les

[1] GROS, Traitement préventif de l'intolérance quinique par le chlorure de calcium (*Société de pathologie exotique*, 12 mai 1909).

[2] G. BARIÉ, Sur l'effet thérapeutique des injections intramusculaires de strophantine (*Société médicale des hôpitaux*, 7 juin 1909). — PÉDEBIDOU, Sur les injections intraveineuses de strophantine (*Société médicale des hôpitaux*, 20 juin 1909).

[3] A. MAYOR, Sur les injections intraveineuses de médicaments cardio-toniques (*Société vaudoise de médecine*, 3 mars 1909). — De l'injection intraveineuse de médicaments cardio-toniques (*Société de thérapeutique*, 24 mars 1909).

[4] CH. FIESSINGER, Les injections de strophantine (*Journal des praticiens*, 10 avril 1909).

doses plus fortes de un milligramme (Mayor, Vaquez et Leconte [1]) ne doivent pas être adoptées.

Les strophantines varieraient d'activité du simple au triple (A. Mayor).

Digalène, 1 centimètre cube à 5 centimètres cubes (A. Mayor).

REMARQUES IMPORTANTES. — 1° Si une injection à dose moyenne n'a pas de résultat, il est *dangereux de récidiver,* en particulier avec la strophantine.

2° Lorsqu'il y a eu déjà administration de digitale, n'injecter la strophantine dans les veines que quatre jours après (A. Mayor).

Résultats. — Dans quelques cas, effet toni-cardiaque rapide.

Accidents. — Mais, dans d'autres observations, le médicament par voie intraveineuse a paru ne pas être étranger à l'issue fatale [2].

Elle est irritante pour le rein.

Par la voie veineuse, la strophantine est 40 à 80 fois plus toxique que par la voie gastrique [3].

Donc, jusqu'à plus ample informé, observer *une sage réserve au sujet des injections intraveineuses de médicaments toni-cardiaques,* surtout de strophantine, d'action trop brutale. Méthode d'exception (A. Mayor).

Indications. — *États asystoliques* très graves, avec

---

1 VAQUEZ et LECONTE, *Société médicale des hôpitaux,* 26 mars 1909.

2 CHAUFFARD, Accidents mortels à la suite d'injections de strophantine (*Société médicale des hôpitaux,* 2 avril 1909).

3 HIRTZ, Injections intramusculaires de strophantine (*Ibid.*).

cette restriction de prudence, principalement : *asystolies rebelles* aux autres traitements, affaiblissement cardio-vasculaire avec danger immédiat (A. Mayor).

Contre-indications. — *Néphrite chronique*, avec *vaisseaux cardiaques* et *myocarde sérieusement altérés* (A. Mayor).

COLLOÏDALES (MÉDICATIONS) [1].

Ferments métalliques (A. Robin et Bardet[2]).

Principe de la méthode. — L'état spécial dit colloïdal communique aux métaux des propriétés remarquables, dont celles d'entraver les phénomènes d'infection et de modifier la nutrition organique.

Nature des agents médicamenteux, préparations. — Plusieurs métaux, des métalloïdes et des sulfures sont préparés à l'état colloïdal ; les suivants ont été introduits dans la thérapeutique :

Argent colloïdal ou *collargol* ou *électrargol*, selon que la préparation s'obtient par voie chimique ou par le procédé de l'arc électrique [3].

---

[1] Bouquet et Royer, Études thérapeutiques sur les métaux colloïdaux (*Revue de médecine*, février-juin 1909).

[2] A. Robin et Bardet, Les ferments métalliques (*Bulletin de thérapeutique*, 1904, 1905).

[3] A. Netter, Efficacité de l'argent colloïdal dans le traitement des maladies infectieuses ; multiplicité de ses indications (*Bulletin de la Société médicale des hôpitaux*, 1902, p. 1088). — L'argent colloïdal et ses applications à la thérapeutique infantile (*Presse médicale*, n° 3, 8 janvier 1913).

Platine colloïdal.
Or colloïdal.
Palladium colloïdal.
Mercure colloïdal.
Rhodium colloïdal.

Chauffés à 120° à l'autoclave, les métaux colloïdaux perdent toute action. Donc s'abstenir de stériliser.

Recommander des préparations exclusivement de métaux colloïdaux : 1° à grains le plus fins possible ; 2° fabriqués tout récemment.

Pour l'époque de l'intervention, il ne faut *pas attendre trop tard*, à un moment où l'organisme n'est plus capable de réaction efficace.

Triboulet ne voudrait pas, non plus, qu'on intervînt trop tôt.

Il y aurait probablement lieu d'appliquer aux métaux colloïdaux la méthode opsonique et de pratiquer surtout les injections lorsque l'indice opsonique remonte.

Mode d'administration et dose. — *Absorption buccale douteuse*, voie rectale peut-être moins[1]. Emploi préférable de la voie épidermique, hypodermique ou intrarachidienne.

Peau. — *Pommade* en frictions :

Collargol ou mieux électrargol.......	15 grammes.
Vaseline.............................	85 —

[1] F. Kroemer, Traitement de l'érysipèle par les lavements de collargol (*Munch. med. Wochenschrift*, 1911, n° 47).

Nettoyer la peau au savon et laver à l'éther; faire précéder la friction d'une rubéfaction de la peau préalable à la brosse; faire une friction forte et appuyée de dix minutes avec gros comme une noisette de la pommade, soit 2 à 3 grammes; recouvrir d'un imperméable.

Renouveler dans la même journée une ou deux fois, ou attendre le lendemain selon l'indication. Ou bien :

Argent colloïdal	15	grammes.
Lanoline	35	—
Axonge benzoïnée	50	—

Mélanger *sans triturer* très doucement l'argent colloïdal avec un peu d'eau distillée froide. *Ne pas pulvériser à sec.*

Deux ou trois frictions par jour, d'une durée de vingt minutes, avec gros comme une noisette, sur une région riche en vaisseaux lymphatiques (aine, aisselle).

Recouvrir de taffetas-chiffon.

L'absorption est lente.

Veine. — *Solution* pour *injections intraveineuses.* Méthode d'élection (Triboulet).

Argent colloïdal	1 gramme.
Eau distillée stérilisée.... Q. S. pour	20 cent. cubes.

ou bien :

Argent colloïdal	2 grammes.
Eau distillée stérilisée.... Q. S. p.	100 —

(A. Netter.)

Dose. — 5 centimètres cubes de cette dernière, ou 4 à 10 centimètres cubes de la première dans une veine du pli du coude à l'aide d'une aiguille courte de 3 centimètres environ, en platine iridié, stérilisée. Bien remplir, bien *expurger l'air*.

De même avec le platine colloïdal, le palladium ou l'or colloïdal.

Muscle. — Dans certaines circonstances, il y a empêchement à l'injection *intraveineuse*.

On peut remplacer l'injection intraveineuse par l'*injection intramusculaire* (L. Capitan [1]).

Lieux d'élection. — Toutes régions charnues, en particulier chez les sujets agités, les parties facilement découvertes, partie antérieure de la cuisse, le muscle droit antérieur ou, mieux, tiers supérieur de la fesse.

Nature du médicament. — Solution de collargol à 2 p. 100.

Faire l'injection intramusculaire profondément à l'aide d'une aiguille de 3 centimètres.

Dose. — De 3 à 2 centimètres cubes par injection; répéter cinq à six fois dans les vingt-quatre heures (Capitan), répéter pendant plusieurs jours consécutifs, espacer et diminuer les injections selon les indications.

Rectum. — Dose : 1gr,25 par lavements plusieurs jours consécutifs, ou 1 gramme deux fois par jour.

Il y aurait avantage à s'en tenir à de faibles doses, mais répétées à intervalles éloignés. Ces

---

[1] L. Capitan, Le collargol en injections intramusculaires *Société de biologie*, 2 février 1907).

faibles doses provoquent l'augmentation immédiate des polynucléaires [microphages, et celle du pouvoir phagocytaire de ceux-ci.

Leur administration permet de maintenir l'organisme en état de défense leucocytaire [1].

Chaque métal colloïdal aurait aussi sa spécificité.

L'argent provoquerait la phagocytose avec le pouvoir descendant suivant : 1° colibacille, 2° bacille typhique, indifférent contre le paratyphique A et défavorable contre le bacille pyocyanique.

L'or, favorable contre le bacille pyocyanique, est défavorable contre le bacille de Gaertner.

Le palladium, légèrement favorable contre le bacille cyanique, est défavorable contre le colibacille.

Le mercure, légèrement favorable contre le bacille pyocyanique, indifférent contre le colibacille, est défavorable contre le staphylocoque.

Articulations, rachis, plèvre. — Pour obtenir une action à la fois locale et générale, on a introduit les métaux colloïdaux dans les cavités mêmes de l'organisme, articulations, plèvre, cavité rachidienne.

Mode d'action. — Les ferments métalliques, les métaux colloïdaux possèdent une action puissante de catalyse, qui s'explique par la nature colloïdale des cellules de nos organes.

---

[1] M.-V. Le Fèvre, L'action des métaux colloïdaux dans les maladies infectieuses [*Conférences de laboratoire des Instituts du Parc Léopold* (*Institut de thérapeutique*), Bruxelles, 10 févr. 1912].

Les colloïdaux métalliques forment avec les colloïdaux organiques des associations ou complexes. Ils en constituent vraisemblablement d'identiques avec les colloïdes que sont les toxines diverses; de là leur efficacité en thérapeutique dans les infections, et leur influence sur l'oxydation organique. Grande analogie d'action entre les métaux colloïdaux, les ferments, les oxydes et les sérums thérapeutiques, d'où le nom de *ferments métalliques*.

A la suite des injections de métaux colloïdaux, en particulier de l'argent colloïdal électrique à petits grains, *leucocytose* (Achard [1]), intense avec augmentation des polynucléaires, suractivité de la rate, de la moelle osseuse, et des organes hématopoiétiques en particulier. Donc exaltation d'une des défenses de l'organisme importantes.

Action bactéricide (Charrin [2]), microbe pyocyanique, bactéridie charbonneuse, bacille d'Eberth, colibacille, pneumocoque (Chirié et Monier-Vinard), bacille dysentérique, staphylocoques.

Régularisation de la thermogenèse. *Chute de la température dans les pyrexies.*

La *crise urinaire* peut s'accompagner d'albuminurie. Provocation de polynucléose par activation de la moelle osseuse (*myélocytose neutrophile*).

Élévation temporaire de la pression sanguine.

Du côté de la nutrition, augmentation des échanges organiques (Alb. Robin [3]) :

---

[1] ACHARD, *Académie de médecine*, décembre 1906.

[2] CHARRIN, *Société de biologie*, 19 janvier 1907.

[3] ALB. ROBIN, Les ferments métalliques (*Académie de médecine*, décembre 1904).

1° Augmentation du taux de l'urée, parfois jusqu'à 30 p. 100.

Exception seulement chez les cancéreux et les rachitiques.

2° Augmentation de l'acide urique, qui peut tripler;

3° Véritable décharge d'indoxyle.

Le métal se localiserait principalement dans le foie qui l'emmagasine[1].

Effets. — Au point de vue clinique, effets parfois surprenants : modification de l'état général, changement du facies, sensation d'euphorie, modification de la courbe thermique qui s'abaisse, diurèse; en somme, tous les signes indiquant la tendance meilleure du pronostic.

Indications. — D'une façon générale : 1° *tous les états infectieux* quels qu'ils soient ; 2° certains *troubles de la nutrition.*

1° D'après les faits publiés, les résultats sont favorables dans les infections suivantes :

Affections thoraciques : pneumonie (Netter, Capitan), bronchopneumonie, grippe.

Pleurésies : injections intrapleurales de 50 centimètres cubes [2].

Affections puerpérales : infections puerpérales [3], abcès du sein.

---

[1] G. Patein et L. Rollin, Sur la localisation du collargol dans l'organisme (*Journal de pharmacie et de chimie*, 1er décembre 1909, p. 481).

[2] Galliard, Pneumothorax métapneumonique suivi de vomique. Injection intrapleurale de collargol. Guérison (*Société médicale des hôpitaux*, 25 juin 1909).

[3] Theuveny, De l'emploi de l'argent colloïdal dans l'infection puerpérale (*Société de médecine de Paris*, 23 janvier 1909).

Endocardites infectieuses.

Affections hépatiques : ictères graves et ictères infectieux.

Affections articulaires : rhumatismes, arthrites.

Affections méningées : méningite cérébro-spinale (injections intrarachidiennes[1]).

Maladies générales : scarlatine, diphtérie (injection concurremment avec le sérum antidiphtérique dans toutes les diphtéries moyennes et toxiques) (Netter[2]).

Erysipèle (lavements).

Affections chirurgicales diverses.

2° *Maladies de la nutrition.* Diabète (Iscovesco) Obésité (P.-L. Tisner)[3].

Mercure colloïdal.

Mercure colloïdal en solutions stabilisées et isotoniques à 0,50 p. 1000.

Dose. — 3 centimètres cubes chaque jour, jusqu'à 5 et 10 centimètres cubes.

Mode d'administration. — 1° *Injections intramusculaires*, fessières ;

2° *Injections intraveineuses* ;

3° *Injections intrarachidiennes.*

Résultats. — Ceux des préparations de mercure.

Pouvoir bactéricide supérieur au sublimé.

Toxicité moindre que le biiodure.

---

[1] Barth et Mauban, *Société médicale des hôpitaux*, 16 juin 1905.

[2] Netter, *Société de pédiatrie*, juin 1904. — Stodel, Les colloïdes, 1908.

[3] P.-L. Tisner, Traitement de l'obésité par les métaux colloïdaux (*Soc. de méd. de Paris*, 28 juin 1913).

Indications. — *Syphilis* primaire, secondaire, tertiaire ; méningites syphilitiques (injections intra-rachidiennes (Claude et Lhermitte[1], Claisse et Joltrain[2]).

Cuivre colloïdal[3].

Nature de la préparation. — Colloïde de protoxyde de cuivre hydraté obtenu chimiquement par réduction des sels de cuivre en présence de l'acide albumosique. Conserver dans des ampoules de verre jaune de 5 centimètres cubes.

Mode d'administration. Dose. — Injections sous-cutanées, dans la région de la fesse, à l'aide d'une aiguille de 35 millimètres de longueur. Chaque injection sera d'une ampoule de 5 centimètres cubes.

Une injection tous les quatre jours, alternativement à droite et à gauche. Après la quatrième injection, une injection tous les six à huit jours, au besoin revenir à une tous les quatre jours, continuer quelque temps après la guérison apparente.

Indications. — *Cancer* (Gaube[3]), spécialement le sarcome.

Iode colloïdal[4].

Mode d'administration. — 1° *Injections intra-musculaires.*

---

[1] Claude et Lhermitte, *Société de biologie*, 1908.

[2] Claisse et Joltrain, *Société médicale des hôpitaux*, 1908.

[3] J. Gaube (du Gers), De la décancérisation, Paris, 1912.

[4] Laumonnier, Emploi de l'iode colloïdal en thérapeutique antituberculeuse (*VIII*e *Congrès internat. contre la tuberculose*, Rome, avril 1912).

Doses. — 20 centigrammes dans 2 centimètres cubes d'huile; 2, 3 à 4 injections par semaine.

Indications. — *Tuberculose pulmonaire et viscérale.*

2° *Injections intra-ganglionnaires.*

Indications. — *Adénopathies externes.*

3° *Badigeonnages.* — Avec une solution à 50 p. 100 d'iode colloïdal.

Répéter au besoin tous les jours.

Indications. — *Adénopathies trachéobronchiques, bronchites suspectes.*

4° *A l'intérieur.* — En capsules gélatinisées.

Indications. — *Convalescences d'affections pulmonaires aiguës.*

Selenium A colloïdal[1].

Mode d'administration. — Injections intraveineuses.

Doses. — 5 centimètres cubes.

Répéter tous les huit jours.

Effets. — 1° Immédiats : frisson et fièvre à 39° et 40°.

2° Consécutifs : ramollissement des ganglions dont on évacue un liquide visqueux, rose, grumeleux, inodore, aseptique.

Indications. — *Cancers* inopérables.

Colloïdes métalloïdiques.

Soufre colloïdal ou thionhydral.

Indications. — *Affections chroniques des voies respiratoires, génito-urinaires, affections cutanées.*

---

[1] Thiroloix et Lancien, Action du sélénium A colloïdal électrique sur les adénopathies épithéliomateuses secondaires du cancer (*Soc. méd. des hôp.*, 16 février 1912).

Colloïdes organiques[1].

Nature de la préparation. — Colloïdes précipités par la chaleur des cellules végétales, ferments alcooliques, lactiques, mycoses non pathogènes, polyvalents contre la plupart des microbes pathogènes.

Mode d'administration. — Voie buccale ou injections sous-cutanées, mais aussi intra-veineuse et intra-péritonéale.

Mode d'action. — Stimulation de la phagocytose.

Indications. — Infections en général.

DIALYTIQUE (MÉDICATION) OU CURE SALINE (Hayem[2]).

Principe de la méthode. — Faciliter le travail digestif par le mélange de solutions salines au contenu de l'estomac.

Règles générales. — 1° Les solutions doivent avoir une *composition fixe*; présenter une *concentration déterminée* et être portées à une *température déterminée*.

2° Les solutions doivent être prises le matin à jeun. Leur effet doit se produire sur un estomac vide ou du moins débarrassé de résidus alimentaires.

---

[1] DOYEN, Action de certains colloïdes organiques sur la phagocytose thérapeutique, préventive et curative des maladies infectieuses par la méthode pathogène (*Congr. int. Budapest*, 1909), et traitement de la péritonite et des états infectieux par l'injection hypodermique, intra-séreuse et intra-veineuse de solutions colloïdales organiques (*Académie de médecine*, 28 mars 1911).

[2] G. HAYEM, La médication dialytique (*Presse médicale*, 20 septembre 1911).

3° Les solutions doivent être prescrites à des doses calculées et précises.

4° La durée de la cure doit être strictement limitée et non prolongée au hasard.

Nature de la préparation.

1° ***Formule n° 1* Δ *0,255*.**

Eau	1 litre.
Bicarbonate de soude	2 gr, 50
Sulfate de soude	3 grammes.
Chlorure de sodium	1 —

En cas de difficultés ou de contre-indications : eau de Vichy à 40° 200 grammes, sulfate de soude, 4 à 5 grammes.

Mode d'administration, doses. — A jeun en trois fois en 20 minutes d'intervalle, 250 grammes chauffés à 40° ; augmenter progressivement chaque jour de 50 grammes jusqu'à 500 grammes, pendant 25 jours ; si besoin, 30 ou 35 jours.

Mode d'action. — Cette médication agit sur les glandes annexes, glandes duodénales, pancréas, foie, d'où neutralisation plus rapide du chyme dans le duodénum. Elle augmente, de ce fait, la réceptivité du duodénum, facilite l'évacuation de l'estomac.

Indications. — Troubles et affections gastriques avec *hyperpepsie, avec évacuation lente*.

Résultats. — Augmentation de l'appétit, disparition des douleurs, amélioration de l'état général, sédation générale, reprise de poids.

2° ***Formule n° 2* Δ *0,325*.**

Eau	1 litre.
Chlorure de sodium	5 grammes.
Sulfate de soude	2 à 3 grammes.

Mode d'administration, doses. — A jeun, 200 à 250 grammes en 1 ou 2 fois, à 20 minutes d'intervalle pendant 4 à 6 semaines.

Indications. — *Hypopepsie avec constipation légère,* surtout comme repos de l'estomac médicamenté.

3° ***Formule n° 3, Δ 0,340.***

Eau	1 litre.
Chlorure de sodium	5 grammes.
Phosphate de soude	3 —

Même dose, même mode d'administration.

Indications. — *Hypopepsie avec asthénie et constipation.*

4° ***Formule n° 4 Δ 0,245.***

Eau	1 litre.
Chlorure de sodium	5 grammes.
Sulfate de soude	10 —

Dose. — 300 à 400 grammes à 40°.

Indications. — *Hyperpepsie, avec enientes glaireuses et muco-membraneuses, avec fonction hépatique ralentie* (gardes-robes peu pigmentées).

5° ***Formule n° 5 Δ 0,435 (laxative).***

Eau	1 litre.
Chlorure de sodium	5 grammes.
Sulfate de soude	10 —

Dose. — 200 à 250 grammes pendant 8 à 15 jours seulement.

Indications. — *Constipation, choléra* (injections intraveineuses).

DIURÉTIQUE (MÉDICATION) INTRAVEINEUSE.

Principe de la méthode. — Introduire dans le sang

même des substances capables d'y attirer l'eau nécessaire à provoquer la diurèse.

Nature du médicament. — *Solutions hypertoniques.*

Lactose à	25 et 30 p. 100.
Glycose	25 —
Mannite	25 —

La glycose et la mannite seraient supérieures à la lactose (Fleig [1]).

Solutions isotoniques. — On obtiendrait des effets analogues avec des *solutions isotoniques* (Labongle et Boutin) ; par exemple :

Sucre candi chimiquement pur.	103 grammes.
Eau distillée	1 litre.
1° Glycose	47 grammes.
Eau .... Q. S. pour faire	1 litre.
2° Lactose cristallisée	92gr,5.
Eau .... Q. S. pour faire	1 litre.
3° Mannite cristallisée	50 grammes.
Eau	1 litre.
	(C. Fleig).

Autres formules de sérums diurétiques isotoniques (Fleig).

1° Théobromine	1 gramme.
Phosphate trisodique (pour dissoudre la théobromine)	4 grammes.
Glucose cristallisé	20 —
Eau distillée ...... Q. S. pour	500 cent. cubes.

[1] C. Fleig, Sur les sérums artificiels chlorurés diurétiques réalisés par les solutions isotoniques ou paraisotoniques de sucre (glycose, lactose, saccharose, mannite) (*Société de thérapeutique*, 9 juillet 1909. — Sur les injections de solutions isotoniques de chlorure de calcium ou de sérum fortement calcique de solutions isotoniques ou hypertoniques de sucre et sur l'ingestion ou des lavements d'eau abondants avant et après l'anesthésie chirurgicale (*Presse médicale*, 29 janvier 1910).

2° Diurétine		2 grammes.
Glucose cristallisé		20 —
Eau distillée	Q. S. pour	500 cent. cubes.
3° Caféine		0gr,50
Glucose cristallisé		20 grammes.
Eau distillée	Q. S. pour	500 cent. cubes.

Sérums hypertoniques : porter la dose de glucose à 120 grammes.

Dose. — *Solutions hypertoniques*. — 400 à 500 centimètres cubes, un litre et jusqu'à un litre 100 centimètres cubes dans les vingt-quatre heures.

Solutions isotoniques. — Doses supérieures aux précédentes, et au besoin *massives* et *abondantes* jusqu'à un litre 300 centimètres cubes dans les veines.

Mode d'administration. — Voie veineuse (solution hypertonique), voie sous-cutanée (solution isotonique).

Effets. — Diurèse, moins d'une heure après l'injection, jusqu'à quatre litres dans les vingt-quatre heures.

Souvent, peu après la piqûre, *frisson* (solution hypertonique).

1° Travail rénal moindre qu'avec les sérums chlorurés.

2° Pas d'introduction de chlorure de sodium.

3° Toxicité moindre que les sérums salés.

4° Combustion partielle du sucre dans l'organisme, et élimination par les poumons, d'où amélioration du travail du rein.

5° La solution hypertonique augmente la pression et contribue à la débâcle urinaire.

Le sérum glycosé nécessite, pour une même élimination, un travail rénal moindre que le sérum ordinaire (Fleig).

Mode d'action. — Action osmotique régulatrice, attraction de l'eau des lésions dans le sang, d'où augmentation de la masse sanguine et de la pression artérielle.

Indications. — *Anuries* diverses, chez les lithiasiques [1], *œdèmes*, *hyposystolie*, *asystolie*. *Fièvre typhoïde*, *paludisme*, *septicémies*, *albuminurie* et tous les cas où les injections de solutions salines sont indiquées.

Sérum lactosé alcoolisé.

Lactose...........................	92 grammes.
Eau distillée......................	1 litre.

Alcooliser à 5 p. 100 à l'aide de rhum pur vieux qu'on introduit dans l'ampoule de sérum lactosé au moment de l'emploi à l'aide de la seringue de Pravaz.

Dose. — 250 centimètres cubes, jusqu'à 1500 par jour [2].

Indications. — Mêmes indications que le sérum lactosé simple comme *diurétique*, mais en plus comme *toni-cardiaque*.

---

[1] R. Engel, Le sérum artificiel alcoolisé (sérum rhum) (*Progrès méd.*, 1912, n° 37).

[2] Jeanbrau, Pathogénie des anuries, discussion (*Ier Congrès de l'association internationale d'urologie*, Montpellier, septembre-octobre 1908).

Contre-indications. — *Diabète* et *glycosurie*.

Cure d'oignons (P. Dalché).

Nature, mode d'administration, doses du médicament. — Oignon commun (*Allium cepa*), des espèces cultivées alimentaires : soit à l'état de soupe, soupe au lait à l'oignon, oignons doux mangés crus, une vingtaine par jour (Cruchet); la cuisson est susceptible de faire disparaître des essences et autres produits utiles, oxydases et diastases; soit sous forme de préparations pharmaceutiques.

Vin d'oignon (Carles) :

Oignon ordinaire mûr et cru........	200	grammes.
Miel blanc liquide	100	—
Vin blanc...... Q. S. soit environ	700	—

50 grammes correspondent à 10 grammes d'oignon, 1 gramme par cuillerée à café. Donner 1 à 5 cuillerées à bouche.

Alcoolature. — Faire macérer dix jours poids égal d'oignon cru pulpé et d'alcool à 90°. Cette alcoolature renferme son poids d'oignon cru : 5 grammes par cuillerée à café. 2 à 4 cuillerées par jour.

Inconvénients. — Quelquefois diarrhée, par effet purgatif.

Indications. — *Ascite de la cirrhose* (Mongour, P. Dalché), du *cancer du foie* (P. Dalché), dans la *péricardite*, le *foie cardiaque*, la *pleurésie*, la *néphrite* (P. Dalché), surtout dans les *épanchements non inflammatoires*; action peu évidente dans les épanchements inflammatoires.

FIBROLYSIQUE (MÉDICATION).

Principe de la méthode. — Ramollir les tissus de cicatrice, les tissus de sclérose.

Nature du médicament. Mode d'administration. — La thiosinamine, ou allylsulfo-urée ou allylsulfocarbamide résulte de l'ébullition prolongée d'un mélange d'essence de moutarde et d'ammoniaque.

La thiosinamine d'origine allemande se montre peu soluble; la thiosinamine d'origine française se dissout assez facilement. Bien spécifier : thiosinamine française [1].

La fibrolysine (salicylate double de thiosinamine et de soude) est spécialisée.

Thiosinamine française..............	1 gramme.
Eau distillée..........................	25 grammes.

Faire la solution à froid.

Un centimètre cube de cette solution renferme 4 centigrammes de thiosinamine.

Au lieu du salicylate de soude dont la solution se décompose rapidement et se cristallise si vite qu'elle obstrue les aiguilles, Michel a substitué l'antipyrine; il obtient un liquide sirupeux, incolore, très soluble dans l'eau et de conservation parfaite :

Thiosinamine..........................	15 grammes.
Antipyrine............................	7gr,50
Eau distillée..........................	100 —
	(Michel).

Solution ni irritante, ni douloureuse.

---

[1] L. Renon, Valeur thérapeutique médicale de l'allylsulfo-urée (*Académie de médecine*, 25 avril 1911).

Dose. — 6 à 10 jusqu'à 20 centigrammes de thiosinamine, soit 5 centimètres cubes de la solution, pendant vingt-cinq à trente jours; le malade reçoit donc pendant la période de son traitement, de 5 à 6 grammes de thiosinamine.

Faire les injections sous la peau du ventre ou à la partie supérieure des fesses. *Ne jamais chauffer les solutions.*

Pour les affections de l'oreille, on peut prendre des bains d'oreille avec une solution au 1/15e avec addition d'antipyrine (Houreau [1]).

Contre l'obésité, A. Riedel a employé des doses bien plus élevées, 2gr,30, 4gr,60 tous les deux jours, même tous les jours sans inconvénient.

Effets. — Dans les affections cardiaques, pas de changement appréciable du côté des bruits de souffle cardiaques; mais amélioration des symptômes fonctionnels, de l'état général, de la dyspnée, de la tension artérielle, de l'albuminurie.

Diurèse (Mertens); leucocytose (mononucléose), action élective et exclusive sur le tissu conjonctif d'origine mésodermique et pas sur les autres [2].

Dans les autres affections, le tissu cicatriciel prend l'aspect embryonnaire. Dans des scléroses médullaires, diminution des contractures.

Indications. — Toutes les *scléroses*, scléroses pleuro-pulmonaires, *rhumatisme* fibreux et, en particulier, scléroses cardio-vasculaires, *artériosclé-*

[1] Houreau, Thèse de Paris, 1907.

[2] Maurice Perrin, Essai d'interprétation des succès et des insuccès de la thiosinamine (*Presse médicale*, 18 août 1909).

rose et spécialement *aortite chronique*, *insuffisance et rétrécissement aortiques*, *médiastinite* (Rénon [1]), *symphyse cardiaque* (Combe [2]), *blocage du cœur*, maladie de Stokes-Adams [3], *otite adhésive*, *sclérose du tympan* (Lermoyez), *chéloïde*, *rétrécissements œsophagiens*, *rétrécissement du larynx* (Lavrand [4]) *rétrécissements urétraux*, *lupus* (Helia), *ataxie locomotrice* [5], *obésité* [6].

INTRABRONCHIQUE (MÉDICATION) [7].

Principe de la méthode. — Expérimentalement, à l'aide de liquides colorants, on constate qu'une injection pratiquée par le larynx imbibe immédiatement tout le parenchyme pulmonaire.

Nature des médicaments. — Solutions huileuses d'eucalyptol, de goménol.

Dose. — 20 centimètres cubes à la fois.

Mode d'administration. — Injections par le larynx dans la trachée.

---

[1] Louis Rénon, Action de la thiosinamine sur les fibroses cardio-vasculaires (*Journal des praticiens*, 20 juin 1907, nº 26, p. 409).

[2] Combe, Action de la fibrolysine sur les tissus de sclérose *Société vaudoise de médecine*, 10 janvier 1906).

[3] Rénon, Le blocage du cœur (*La Clinique*, 19 février 1909).

[4] Lavrand, La fibrolysine dans les rétrécissements du larynx (*Société des sciences médicales de Lille*, 16 décembre 1908).

[5] Pope, Traitement de l'ataxie locomotrice par la fibrolysine (*British medical Journal*, juillet 1907).

[6] A. Riedel, La thiosinamine contre l'obésité (*Münchner med. Wochenschrift*, 13 juillet 1909).

[7] Guisez, Nouveau cas de gangrène pulmonaire bilatérale guérie par la méthode des injections intra bronchiques (*Soc. méd. des hôp.*, 28 février 1913).

Indications. — Gangrène pulmonaire.

IONIQUE (MÉDICATION), IONISATION, IONOTHÉRAPIE ou introduction électrolytique médicamenteuse par la mobilisation des ions sous l'influence d'une différence de potentiel [1].

On devrait considérer, d'après les auteurs :

« 1° L'action médicamenteuse vraie, qui reste absolument localisée à la peau, sauf pour les médicaments toxiques à très faibles doses, qui peuvent produire des effets généraux après leur passage dans la circulation.

« 2° L'action due aux phénomènes biologiques qui se produisent sous l'influence du courant et indépendamment de la solution employée. L'action sur les tissus profonds (arthrite, par exemple) ne tient pas à la présence du médicament lui-même dans les tissus articulaires, mais à l'action osmotique provoquée par le déplacement des ions de l'organisme. »

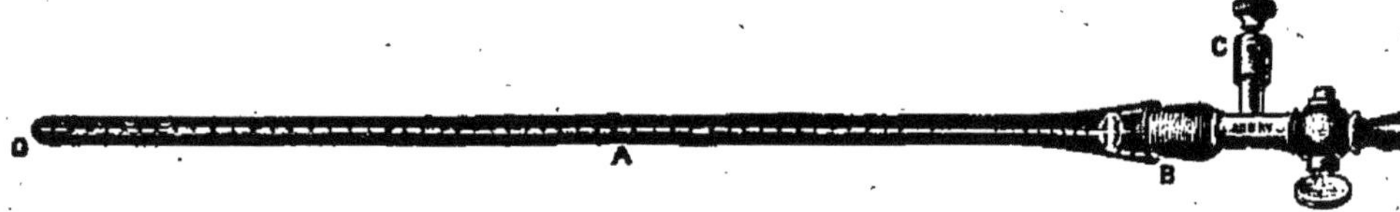

Fig. 3. — Électrode pour l'ionisation urétrale.

Certains auteurs, P. Hartenberg [2] entre autres,

[1] Pour l'historique, voir A. Zimmern, Introduction électrolytique médicamenteuse au XVIIIe et au XIXe siècle (*Presse médicale*, 13 février 1907), et, pour le détail, Delherm et Laquerrière, L'ionothérapie électrique, *Actualités médicales*, Paris, 1908. (J.-B. Baillière et fils, éditeurs).

[2] P. Hartenberg, A propos de la thérapeutique ionique (*Journal de physiothérapie*, 1907).

se demandent si le peu de substance introduite peut avoir une action très efficace, même localement.

Du reste la *thérapeutique des ions* doit rester avant tout une *thérapeutique locale*[1]. Pour localiser une action médicamenteuse, elle paraît bien supérieure à la méthode d'ingestion buccale; mais comme action générale, elle lui reste manifestement inférieure.

MODE D'APPLICATION. — **Instrumentation.**

1° *Source électrique.* — Courant continu fourni soit par un secteur urbain à courant continu ou

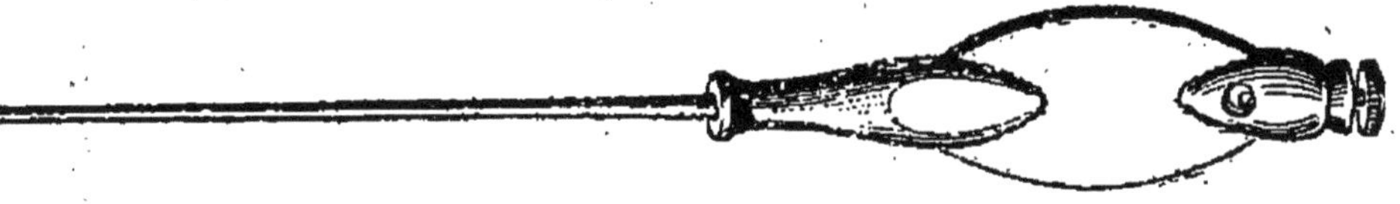

Fig. 4. — Électrode pour l'ionisation utérine.

rendu continu s'il est alternatif, soit par une dynamo, soit par des accumulateurs, soit par une batterie de piles pouvant donner un potentiel de 60 volts à 80 et obtenir 60 à 120 milliampères.

2° Un *réducteur de potentiel* pour permettre de faire varier le voltage.

3° Un *voltmètre* pour mesurer ce voltage.

4° Un *milliampèremètre gradué en unités* pour faciliter les variations minimes d'intensité.

5° Un *inverseur de courant*. Ces quatre appareils seront montés sur un même tableau.

6° Des *jeux de câbles* de 1 à 3 mètres par paire, revêtus de soie rouge pour le pôle positif, verte

[1] ALBÉRIC BOUCHET, La thérapeutique des ions (*Journal des Praticiens*, 19 janvier 1908, n° 3, p. 41).

pour le négatif, afin d'éviter les confusions de pôles au moment des applications.

7° Des *serre-fils* ou mieux des électrodophores de Delineau à trous multiples, permettant la fixation et le groupement des différents conducteurs sur le même pôle.

8° Des *électrodes*. Pour l'électrode indifférente, plaques de zinc ou d'étain avec peau de chamois, recouvertes d'ouate hydrophile chimiquement pure mouillée avec une solution salée faible, de 1 centimètre d'épaisseur et d'au moins 4 centimètres carrés de dimension (A. Bouchet).

Ou bien plaques métalliques souples et nues, doublées de tissu hydrophile en 16 ou 32 doubles (St. Leduc).

Pour l'électrode active, de même ouate ou tissu hydrophile de 2 centimètres d'épaisseur couvrant toute la surface à traiter; s'il s'agit d'une articulation, on entoure celle-ci complètement. Sur le tissu hydrophile imprégné de substance médicamenteuse, on dispose des *tressés de cuivre rouge* reliés au courant.

La forme, la nature même de l'électrode active varient avec les régions à traiter. Pour l'urètre, on doit recourir à une sonde d'un dispositif tout spécial [1].

Application. — Les deux électrodes préparées, on applique l'indifférente en général à la région dorso-lombaire, de façon qu'elle se maintienne seule en place, le malade étant couché.

---

[1] ALBÉRIC BOUCHET, La thérapeutique des ions. Traitement de l'urétrite blennorragique (*Journal des praticiens*, n° 6, 9 février 1907, p. 89).

L'application de l'électrode active varie avec les régions. On peut limiter l'espace à l'aide de taffetas imperméable, d'une feuille de gutta-percha laminée, par exemple.

Avant l'application, on s'assure que les surfaces cutanées sur lesquelles on doit agir ne présentent pas de solution de continuité ; on contrôle son intégrité en y passant un tampon imbibé d'alcool-éther. On recouvrirait de collodion tout point dénudé avant de commencer la séance électrolytique.

Manœuvres. — Les électrodes en place, on les relie chacune à un des pôles. Ce pôle peut varier selon la nature du médicament employé ; ainsi, s'il s'agit de salicylate de soude, l'ion actif, l'acide salicylique, étant un anion, on reliera l'électrode imprégnée de sa solution au pôle négatif. L'électrode indifférente dorso-lombaire recevra le pôle positif.

Pendant tous ces apprêts, l'appareil électrique reste au zéro.

Quand tout est bien vérifié, pôles exactement placés, bon raccordement à la source, etc., on fait passer le courant d'abord à très faible intensité puis progressivement jusqu'à 0,050 à 0,100 milliampères et même plus, environ 0,002 *milliampères par centimètre carré de surface traitée.*

On maintient le maximum possible vingt minutes à une demi-heure.

Pour cesser la séance, on diminue peu à peu l'intensité jusqu'au zéro.

S'il se produit de fortes sensations douloureuses localisées, on ramène lentement au zéro, et l'on protège par du collodion les points douloureux.

Modes d'Ionisation. — Il y a deux modes principaux d'ionisation, l'*ionisation simple* et l'*ionisation médicamenteuse*.

I. *Ionisation simple*. — Dans l'ionisation simple, sans intervention de substances étrangères à l'organisme, on agit directement sur les tissus par l'intermédiaire des ions contenus dans les humeurs, les liquides de l'organisme, le sang, les secrétions, les globules : on peut agir même sur les microbes.

Mode d'application. — Larges électrodes spongieuses, feutre, amadou, coton, gaze hydrophile en plusieurs doubles ou bain de pied, bain de bras de préférence. Pour le reste comme pour la méthode en général.

DOSE : 60 à 100 milliampères.

Durée. — Trois quarts d'heure, surveiller la peau, les érosions.

II. *Ionisation médicamenteuse.* — Dans ce second mode interviennent les médicaments.

On peut les faire agir à la surface, c'est la méthode habituelle ou *ionisation épidermique*, ou pratiquer une injection hypodermique sur laquelle on fait agir le courant, c'est l'*ionisation hypodermique* [1].

Nature des médicaments et indications thérapeutiques.

1° **Sel de lithium.**

Plonger la région malade dans un bain ainsi composé :

---

[1] J. LARAT, La médication galvano-ionique (*Presse médicale*, 19 février 1910, p. 130).

Chlorure de lithium....................	2 parties.
Lithine..................................	1/2 partie.
Eau......................... Q. S. pour	100 parties.

Placer cette solution au pôle positif.

On peut varier la solution et le mode d'application, par exemple la verser sur du coton hydrophile.

En général, l'intensité du courant par décimètre carré est de 20 milliampères (Labatut) à 100 et 200 (Guilloz).

Durée d'application, vingt à trente minutes, plus même, jusqu'à une et deux heures par jour.

Indications. — *Goutte.*

2° Salicylate de soude.

Pédiluve ou autre récipient rempli avec la solution suivante, en quantité suffisante :

Salicylate de soude......................	3 parties.
Eau chaude...............................	97 —

La solution au pôle négatif.

Selon la région, on varie le mode d'application. Le coton hydrophile se prête bien à toutes ces variantes.

L'intensité du courant varie avec l'étendue de l'application, de 15 milliampères à 40 et 50.

Durée de l'application. — Quarante-cinq minutes à une heure, tous les trois jours ou moins, selon les cas et les circonstances.

Chaque gramme décomposé au pôle négatif introduira dans les tissus sous-jacents $0^{gr}23$ du salicylate de soude employé[1] au maximum.

AUTRE TECHNIQUE [2]. — Sur de grandes électrodes de 90 centimètres de long et 20 centimètres de large, étendre du salicylate de soude qui, avec l'humidité de l'électrode, fait une pâte. Appliquer la cathode à la partie antérieure du membre à partir de sa racine jusqu'à son extrémité; l'anode à la face postérieure.

Durée des séances : une demi-heure pour chaque membre.

DOSE : Intensité du courant, 150 à 200 milliampères.

Indications. — *Arthrites rhumatismales, ankyloses* de natures diverses, consécutives au rhumatisme, à l'arthrite fongueuse, *névralgies*, etc.

3° Chlorhydrate d'ammoniaque ou chlorure de sodium [3].

Procédé analogue à celui mis en œuvre avec le salicylate de soude.

4° Chlorure de sodium.

Solution à 1 p. 100 ou à 5 p. 100, placée au pôle négatif.

---

[1] DESFOSSES et A. MARTINET, L'ion salicylique (*Presse médicale*, n° 32, 2 octobre 1907, p. 252).

[2] WILLYAMOZ (Lausanne), Traitement du rhumatisme articulaire aigu par la cataphorèse (*Société fribourgeoise de médecine* 7 novembre 1909).

[3] P. DESFOSSES et A. MARTINET, La sclérolyse ionique (*Presse médicale*, n° 23, 20 mars 1907, p. 178). — DUREY, Le massage et l'ionisation dans les affections articulaires (*Presse médicale*, n° 44, 1er juin 1907, p. 347).

Indications. — *Ankyloses diverses*, affections chroniques de l'oreille, surtout non suppurées.

5° **Hyposulfite de soude**[1].

Mode d'application. — L'électrode active, constituée par une lame d'étain de 25×15 recouverte d'une épaisse couche de tissu hydrophile imbibé d'une solution chaude à 5 p. 100 d'hyposulfite de soude, et réunie au pôle négatif, est placée sur la face postérieure de la cuisse et au point d'émergence du nerf sciatique.

Une deuxième électrode, positive, imbibée d'eau ordinaire, est fixée au mollet et un peu sur la face externe de la jambe.

Un bain de pied peut remplacer cette électrode, si le malade peut garder la position assise.

Courant 70 à 90 milliampères, 40 minutes.

Mode d'action. — Il y a décomposition de l'hyposulfite de soude, dégagement de SO^2 et dépôt de soufre sous l'électrode négative.

Dans l'urine, on trouve augmentation du soufre, portant principalement sur les sulfates et les phénol-sulfates.

Après le passage du courant, $S^2O^3Na^2$ se décompose ; l'ion SO^2 va au pôle positif, Na, au pôle négatif. Mais Na, en présence de H^2O de la solution, donne la rédaction

$$Na+H^2O=NaAH+H$$

[1] J. Laborderie (Sarlat), Sur un cas de sciatique traité par l'électrolyse de l'hyposulfite de soude (*Archives d'électricité médicale*, 10 mai 1911).

Cet hydrogène H, incompatible avec l'ion $S\,O^3$, donne

$$S^2\,O^3\,H + SO^3\,H + S$$

Cet ion $SO^3\,H$, qui est un anion, se porte au pôle positif, et pour cela pénètre dans l'organisme où il est oxydé et où il produit une augmentation des sulfates et des phénol-sulfates.

6° **Iode**[1].

On emploie la solution suivante :

Iodure de potassium..................	1 gramme.
Eau distillée..........................	99 grammes.

ou bien :

Iodure de potassium..................	2 grammes.
Eau distillée..........................	95 —

Appliquer quantité suffisante sur les articulations malades à l'aide de seize doubles de tissu d'ouate hydrophile, que l'on recouvre d'une plaque d'étain reliée au pôle négatif.

Courant : de 40 à 100 et même 105 milliampères progressivement.

Indications. — *Ankyloses*, cicatrices, *rhumatismes* chroniques, *fistule pleurale* consécutive à un empyème, *adhérences pleurales, affections de l'oreille*, en particulier chroniques, suppurées, affections où il y a indication de l'iode non localement, *goitre, scrofule, orchite, périmétrite, phlébite*.

---

[1] Raymond Brillouet, Étude physique et thérapeutique des ions et particulièrement de l'ion iode. (Thèse de Paris, 1907, J.-B. Baillière et fils).

7° Sels de quinine.

Indications.—*Névralgies, tic douloureux de la face.* 10 à 20 milliampères, même 45 (Leduc), pendant quarante minutes.

8° Chlorure de zinc, sulfate de magnésie.

N° 1.	Chlorure de zinc	1 partie.
	Eau distillée	99 parties.
N° 2.	Sulfate de magnésie	3 parties.
	Eau distillée	97 parties.

Indications. — *Affections cutanées diverses.*
Application à l'aide du coton hydrophile, au pôle positif. Cerner la région à traiter par du tissu imperméable, gutta laminée ou autre. 10 à 15 milliampères, pendant vingt à cinquante minutes.

Ulcères variqueux, verrues, épithéliomas, etc.
Urétrite, blennorragie avec un dispositif spécial.

Solution :

Sulfate de zinc	1/2 partie.
Eau	99 parties 1/2.

Pour cette application intra-urétrale [1], on dispose un récipient, le bock habituel des injections diverses, contenant 2 litres de la solution précédente. Une sonde à œillets multiples, dite sonde de Desnos, est introduite dans le canal. Celle-ci est réunie au tube d'écoulement d'un bock par un robi-

[1] Alb. Bouchet, La thérapeutique des ions. Traitement de l'urétrite blennorragique (*Journal des praticiens*, n° 6, 9 février 1907, p. 89).

net métallique, porteur d'une borne à vis destinée à la fixation d'un des fils électriques.

Dans le diamètre de ce tube à robinet, une bar-

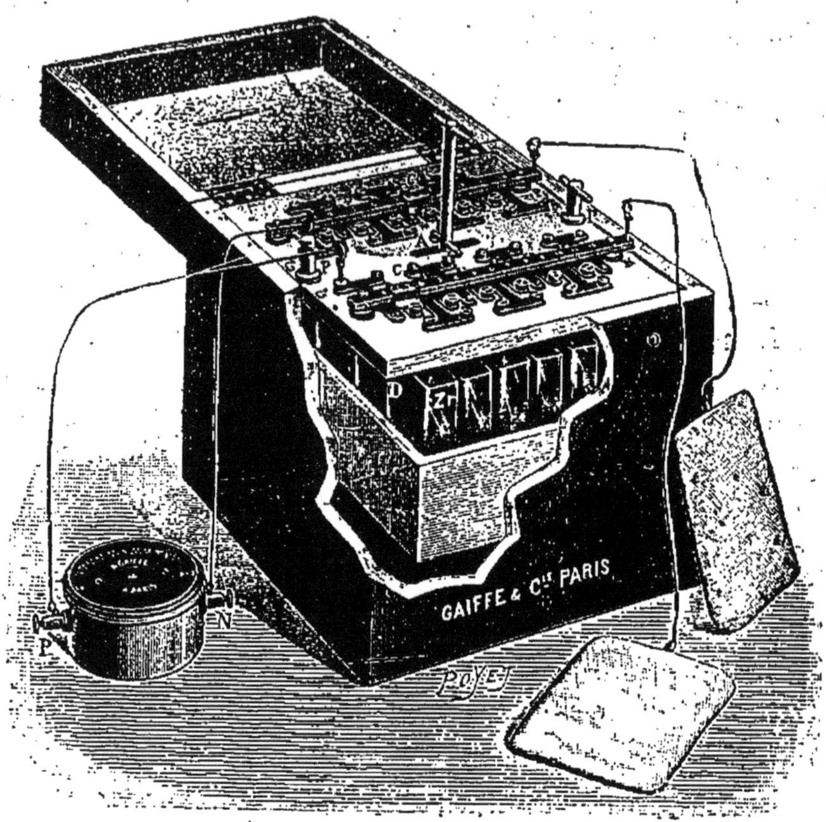

Fig. 5. — Appareil portatif pour l'ionisation.

rette permet de fixer un fil de platine à extrémité boutonnée qui parcourt la sonde jusqu'à 1 centimètre et demi de son extrémité, afin de prolonger ainsi le courant dans le sens même du liquide de lavage.

Le reste de l'application ressemble à toutes les

applications dermothérapiques ; l'électrode indifférente, large, mesure au moins 1 décimètre carré, maintenue dans la région dorso-lombaire.

On utilise un courant de 20 à 30 volts et de 1, 2, 5 et même 10 milliampères.

Métrites hémorragiques, métrites blennorragiques, avec un dispositif spécial aussi[1].

1° Hystéromètre construit de façon à pouvoir recevoir dans sa partie libre des tiges de zinc de longueur et de calibre variables, et à pouvoir se réunir à une électrode.

Entre la tige de zinc et l'électrode, revêtement de caoutchouc faisant l'isolement pour garantir les tissus sains. Les auteurs ont adopté des dispositifs différents[2].

Cet hystéromètre est réuni au pôle positif.

2° Pôle négatif formé de compresses de gaze imbibées d'eau salée, recouvertes d'une plaque souple d'étain, le tout fixé sur l'abdomen ou sur la cuisse du malade.

Courant de 30 à 60 milliampères, d'une durée d'application de vingt à trente minutes.

Avant l'application de l'hystéromètre, on aseptise le vagin en y faisant passer sous courant électrique une solution de :

---

[1] P. Desfosses et A. Martinet, L'ion zinc (*Presse médicale*, n° 55, 10 juillet 1907, p. 436). — Laquerrière, Quelle est la valeur pratique de l'introduction électrique des médicaments. (*Société de thérapeutique*, avril 1908).

[2] Alb. Bouchet, La thérapeutique des ions. Traitement de la métrite blennorragique (*Journal des praticiens*, n° 8, 23 février 1907, p. 121). — A. Malherbe, De l'électro-ionisation transtympanique (*Bulletin médical*, n° 16, 2 mars 1907, p. 182)

Sulfate de zinc 0gr,50
Eau 99gr,50

On a aussi, mais moins couramment, utilisé des électrodes de charbon, de platine, d'argent, d'aluminium, de cadmium, selon qu'on avait l'intention de recourir à des électrodes attaquables ou à des électrodes inattaquables.

Il y a avantage à choisir une électrode attaquable, et en particulier l'électrode zinc.

Pour le traitement, en dehors du dispositif électro-ionique, on doit avoir à sa disposition :

1° Un spéculum isolant, par exemple un spéculum de Fergusson en porcelaine ou en verre ;

2° Une canule en caoutchouc souple à œillets multiples, avec obturateur de porcelaine, pour pratiquer les injections vaginales ;

3° Un bock à injections d'environ 2 litres, destiné à distribuer la solution chaude de sulfate de zinc ;

4° Un dispositif pour les traitements gynécologiques, table ou chaise longue à spéculum. On peut se servir de ce meuble pour y disposer la grande électrode indifférente dorso-lombaire.

9° Argent [1].

Mode d'application. — 1° Toilette savonneuse du prépuce et du gland, puis lavage au sublimé à 1 p. 1000. Désinfection de l'urètre antérieur et de

[1] Donnat, Sur le traitement par l'ion argent de la blennorragie chronique de l'homme (*Archives d'électricité médicale*, 10 mars 1909).

l'urètre postérieur et de la veine avec une solution boriquée à 30 p. 1000 à l'aide de la canule de Janet.

2° Anesthésie avec quelques centimètres cubes d'huile de vaseline cocaïnée à 1 p. 100.

3° Introduction d'une sonde d'argent reliée au pôle positif. Courant 9 à 10 milliampères pendant dix minutes.

Renverser le courant, après retour lent au zéro, et donner 2 à 3 milliampères, 6 à 7 jours.

Indications. — *Blennorragie chronique.*

10° Pilocarpine.

Nitrate de pilocarpine	2 à 5	parties.
Eau distillée	98 à 95	—

Au pôle positif pour dégager l'ion pilocarpine.

Électrode active, terminée par une petite mèche d'ouate hydrophile imprégnée de la solution choisie, introduite dans le conduit auditif externe jusqu'à contact avec la membrane du tympan ; autre électrode figurée par une bougie à surface revêtue d'un isolant, sauf à l'extrémité terminée en olive métallique.

Indications. — *Affections de l'oreille* surtout non suppurées. Voir *Chlorure de sodium*, *Chlorure de zinc*.

11° Radium [1]. Voir : *Radiumthérapie*

Mode d'application. — Electrode positive consti-

---

[1] Haret, Un nouveau procédé de radiumthérapie, l'introduction de l'ion radium dans les tissus pathologiques sans effraction de l'enveloppe tégumentaire (*Académie de médecine*, 21 mars et 16 mai 1911).

tuée par une compresse imbibée d'une solution de 10 microgrammes de bromure de radium.

Courant. — 10 milliampères.

Durée. — 30 minutes.

Répéter 3 fois par semaine.

Indications. — *Tumeurs malignes* diverses.

Cette liste d'affections et de médicaments ioniques n'est qu'une liste d'attente. A cette liste viendront se joindre d'autres médicaments pour des médications semblables ou pour d'autres.

On a déjà fait des tentatives d'application de l'ion *mercure* dans la syphilis [1]; d'autres suivront.

Le point important est d'avoir, dès aujourd'hui, les principes généraux de la méthode.

12° Méthode d'extraction électrolytique.

Par l'ionisation médicamenteuse, on se propose d'introduire plus ou moins profondément dans l'organisme telle ou telle substance, tel ou tel ion.

Par un procédé inverse, il est possible non plus d'introduire, mais d'extraire les ions de l'organisme, ainsi l'acide urique des tophi-goutteux (Bordier [2]).

Ionisation médicamenteuse. — En dehors de l'introduction électrolytique des substances médica-

---

[1] FOVEAU DE COURMELLES, L'ion mercure dans la syphilis (*Annales de thérapeutique dermatologique et syphiligraphique et de prophylaxie antivénérienne*, t. VII, n° 4, 20 février 1907).

[2] BORDIER et ROUCH, Expériences sur les phénomènes d'entraînement et de transport des ions par l'électricité statique (*Congrès de l'Association française pour l'avancement des sciences*, Cherbourg, et *Archives d'électricité médicale*, 25 janvier 1906).

menteuses, la notion des ions régit encore un plus grand territoire de la thérapeutique.

L'ionisation gouverne en quelque sorte l'action médicamenteuse. Ainsi, tandis que dans le KCl l'anion $\bar{Cl}$ agit comme chlore et produit des effets sclérolytiques, dans le chlorate ClO^3K la dissociation ionique sépare la molécule en deux ions K et ClO^3 qui agit non plus comme chlore, mais comme anhydride chlorique.

Si l'ion actif d'un médicament se présente plus concentré, l'effet curatif, pour un même poids de médicament, se renforce proportionnellement.

Mercure. — Pour le mercure, l'ion Hg apparaît plus concentré lorsqu'il s'isole du sublimé que lorsqu'il provient de sels plus compliqués où l'ion Hg n'est plus sous la forme Hg, mais englobé avec d'autres corps.

Nature du médicament. — Pour parer à la douleur provoquée par le sublimé, il suffit de le diluer (St. Leduc).

Sublimé	10 centigr.
Chlorure de sodium recristallisé.....	1 gramme.
Eau distillée........................	100 grammes.

Trois fois par semaine, injecter dans les muscles fessiers 20 centimètres cubes, lentement, en deux minutes environ. Ni douleur, ni induration.

Indications. — *Syphilis.*

LAXATIVE (MÉDICATION).

1° Huileuse.

Principe de la méthode. — La constipation chronique tiendrait[1] : 1° à la durée excessive de la traversée digestive : cinquante à cent-cinq heures et plus au lieu de dix-huit à vingt-quatre heures; 2° à l'absorption exagérée, d'où sécheresse exagérée des fèces ; 3° à la rareté des résidus alimentaires chez les sujets qui en sont atteints. Ils ne rendent qu'une minime partie d'un lavement de solution salée physiologique, comparés aux sujets sains. Les corps gras empêchent cette absorption.

Nature du médicament :

Paraffine solide........................	8 parties.
Huile de vaseline........................	1 partie.

Mélange fusible à 38°.

Mode d'administration. — Lavement tiède, introduit à 20 centimètres.

Dose. — 200 grammes, soit le soir, soit le matin.

Résultats. — Selle normale le matin chez les sujets qui prennent le lavement gras le soir, l'après-midi ou le lendemain matin chez ceux qui le prennent dans la matinée.

Très rarement (2 fois sur 53) un petit lavement de 100 centimètres cubes d'eau a dû faciliter la garde-robe.

Indications. — *Constipation*, hémorroïdes, entérites diverses.

2° Mucilagineuse.

Nature du médicament. — Tous les *mucilages*, nids d'hirondelles de Chine, fucus, préparés de

---

[1] Bardet, *Bulletin général de thérapeutique*. 8 juillet 1908, p. 8.

façon à se développer dans l'intestin, en particulier la gélose et surtout l'*agar-agar*, extrait du fucus spinosa.

A cet effet, des spécialités, agaryl, *agarase* (mélangé avec du ferment lactique), *thaolaxine* avec le rhamnus frangula, *scorigène*, *jubol* [1], etc., sont préparées.

Dose. — 5 à 10 grammes, jusqu'à 20 grammes par jour en deux ou trois fois dans la journée.

Indications. — *Constipation* chronique de toute nature et de toute cause, *entérocolites diverses*, *appendicite chronique*.

LEUCOTHÉRAPIE.

Voir : *Anti-infectieuses* (*médications*).

OPOTHÉRAPIE, ORGANOTHÉRAPIE, MÉDICATION DE L'INSUFFISANCE GLANDULAIRE OU MÉDICATION GLANDULAIRE.

Principe de la méthode. — C'est à Brown-Séquard (1869) que remonte la notion scientifique de la sécrétion interne des organes et plus particulièrement des glandes vasculaires sanguines, dont les produits ont reçu de Starling la dénomination de *hormones* (ὁρμαω, j'excite).

A la suite de la destruction, de l'ablation ou de l'absence congénitale d'une de ces glandes, on comprend que la thérapeutique ait eu recours à l'administration interne de ces mêmes glandes pour suppléer à leur défaut.

---

[1] Lipowski (Bomberg), Nature et traitement de la constipation chronique (*Société de médecine berlinoise*, 16 juin 1909).

Nature du médicament. — Les organes divers sont administrés thérapeutiquement.

I. Soit FRAIS EN NATURE sous forme de *hachis* ; c'est le mode d'administration le plus simple ; mais il suppose la possibilité d'un approvisionnement rapide, car les organes doivent être d'une *fraîcheur absolue*.

Soit sous FORME DE PULPE ; même exigence de fraîcheur.

II. A L'ÉTAT D'EXTRAIT ; en général, c'est le résultat de la trituration d'un hachis ou d'une pulpe, l'un et l'autre également frais, et de sa macération dans de l'eau additionnée de sel dans la proportion physiologique à 7 p. 1000 et d'une petite quantité de glycérine. — Le tout est décanté et soumis à la stérilisation par filtration sur la bougie de porcelaine dégourdie sous pression d'acide carbonique liquide.

L'extrait liquide, logé dans des récipients de verre stérilisés, bien bouchés, conservés à l'abri de la lumière, peut se garder quelque temps (huit à dix jours).

Il est donc d'une conservation plus longue que l'organe frais.

Il a surtout pour but l'injection sous-cutanée, moins pratiquée actuellement.

III. A L'ÉTAT SEC. 1° Desséché à faible température, l'organe frais peut servir à confectionner une *poudre*.

Cette poudre, en *cachets*, en *pilules*, en *comprimés*,

permet une conservation bien plus longue. Il faut cependant maintenir ces préparations bien au sec. On ne doit percevoir, en les sentant, aucune trace de mauvaise odeur.

Actuellement, c'est la poudre dont l'emploi s'est le plus généralisé.

Il faut, bien entendu, que la substance active du médicament ne subisse aucun affaiblissement d'action par suite de son passage par le tube digestif, ce qui représente le cas habituel.

2° Pour un certain nombre d'organes, on a pu isoler soit sous forme de corps chimique, alcaloïde ou *lipoïde* (Iscovesco), soit sous forme d'extraits spéciaux, la *substance active*, qu'on peut présenter de diverses façons, en *comprimés*, en *pilules*, ou même *à l'état naturel*.

Au fur et à mesure des découvertes, le nombre de ces préparations augmentera petit à petit.

Voilà donc la nature et la forme sous lesquelles on prescrit les préparations glandulaires, quelles qu'elles soient. Aux chapitres spéciaux nous donnerons les doses de chacune.

Il est désirable que les diverses préparations soient comparables, qu'en particulier les extraits liquides et les poudres desséchées correspondent à un même poids de glandes fraîches. Cette unification fait encore défaut.

On ferait donc bien, jusqu'à ce qu'elle soit obtenue, de se reporter toujours à la quantité de glande fraîche correspondant à la préparation employée.

OPOTHÉRAPIE CUTANÉE. EXTRAITS DERMIQUES[1].

Nature du médicament. — Peau de porc ou de cheval en extrait sec.

Dose. — 1 à 2 grammes par jour.

Effets. — Favorise la nutrition et l'assimilation, augmentation du poids.

Indications. — *Troubles de la nutrition,* amaigrissement, *affections cutanées.*

OPOTHÉRAPIE DIGESTIVE.

Opothérapie gastrique.

1° *Suc gastrique naturel.* Gastérine (Frémont); dyspeptine (Hepp).

Dose. — *Adultes :* 1 cuillerée à soupe, 5 minutes avant chaque repas.

Enfants : 1 cuillerée à café avant chaque prise d'aliment.

Faire prendre dans de la citronnade, de la bière, du champagne, de l'eau et du sirop de groseille, du bouillon tiède, mais pas dans un liquide trop chaud ni dans les eaux alcalines.

Indications. — *Dyspepsies gastriques, embarras gastrique, anorexies, cancer de l'estomac, anémie, gastropathies des tuberculeux, grippe gastro-intestinale, colite muco-membraneuse, diarrhées des tuberculeux*[2], *convalescence.*

---

[1] E.-A.-C. Gaudichard, Les extraits dermiques, préparations et formes pharmaceutiques appliquées à l'opothérapie cutanée. Thèse de Bordeaux.

[2] Timbal, Dyspepsies des tuberculeux, examen coprologique (*Th. Toulouse*, 1911). — Debove, Pouchet et Sallard, Clinique thérapeutique.

En résumé, toute *insuffisance fonctionnelle de la sécrétion gastrique.*

2° ***Extrait de muqueuse stomacale.***

Mode d'administration. — Soit en nature, en préparant chaque fois la macération nécessaire, soit sous forme d'extrait ou même sec, préparations spécialisées.

Indications. — A peu près *celles du suc gastrique*, principalement lorsqu'il y a désorganisation assez étendue de la muqueuse.

3° ***Présure, labferment.***

On l'emploie pour suppléer au manque de présure de l'estomac malade.

Mode de préparation, nature du médicament. — On précipite la présure d'une macération de caillette de veau ; le précipité est lavé et séché.

Dose. — 0 gr. 50, à chaque repas ou à chaque prise de lait. En nature, soit tel quel, soit en cachets ou en dissolution dans l'eau et le lait. Mettre le labferment au fond d'un verre ; ajouter une cuillerée à bouche d'eau, faire dissoudre complètement ; verser le lait, remuer et boire, sans laisser longtemps en contact.

Indications. — *Dyspepsies stomacales* ; troubles *gastro-intestinaux* des jeunes enfants.

Adjuvant *dans le régime lacté* pour favoriser la digestion du lait.

Opothérapie intestinale.

Suc ou extrait intestinal. Entérokinase.

Nature du médicament. — Extrait de la muqueuse intestinale.

On l'associe avec la pancréatine, *pancréatokinase.*

On enferme la préparation dans des capsules de gluten pour qu'elle passe inattaquée dans l'estomac, ou bien on l'administre en granulé.

Dose. — De 20 à 50 centigrammes aux repas, ou aussitôt après.

Indications. — *Dyspepsies diverses, dyspepsies intestinales*, particulièrement *infection gastro-intestinale des nourrissons, constipation.*

Opothérapie hépatique.

1° ***Suc hépatique ou extrait hépatique total.***

Nature du médicament. — Extrait de foie.

Dose. — 0 gr. 60 à 1 gr. 50 par jour, en deux ou trois fois dans la journée.

Indications. — *Affections hépatiques diverses, cirrhose, diabète* [1], *hémophilie.*

2° ***Glycogène.***

Au lieu d'avoir recours au tissu hépatique dans son intégralité, on extrait le glycogène.

Dose. — 0 gr. 50 à 1 gr. 50 par jour, en deux ou trois fois.

Indications. — *Affections hépatiques, diabète* [2].

3° ***Bile.***

Ce n'est plus le tissu hépatique, mais sa sécré-

---

[1] GILBERT et CARNOT, *Société de biologie*, 1896.
[2] LAUMONIER, *Société de thérapeutique*, 23 décembre 1903.

tion, la bile en nature, soit liquide encore, soit concentrée ou même desséchée.

Dose. — 0,30 à 0,50 centigrammes.

Indications. — *Dyspepsies intestinales avec insuffisance hépatique, lientérie, ictère catarrhal.*

Opothérapie pancréatique.

1° *Extrait ou suc pancréatique.*

Nature du médicament. — Greffe sous-cutanée du pancréas, puis injections sous-cutanées d'extrait; administration d'extrait en tablettes, en nature, en hachis, en sandwich (Combe, de Lausanne).

Doses. — Injections sous-cutanées, une seringue. En hachis, 60 grammes de glande fraîche par jour.

Effets. — Amendement de la polyurie; parfois la glycosurie diminue, l'appétit augmente, la nutrition s'améliore, le poids du corps s'élève.

On n'obtient pas cependant la guérison absolue, et pour maintenir l'amélioration il faut continuer la médication.

Accidents. — On a noté de la fièvre, des érythèmes.

Indication. — *Diabète maigre.*

2° *Trypsine.*

Au lieu de suc pancréatique total, on a employé le principe actif de la digestion des albuminoïdes isolé.

Dose. — 0 gr. 50 par jour, en deux fois, aussitôt après le repas, dans un peu d'eau alcaline, Vichy ou Vals.

Indication. — *Dyspepsies intestinales.*

OPOTHÉRAPIE HÉMATIQUE[1].

Nature de la préparation. — Lipoïde extrait des globules rouges en solution injectable.

Mode d'administration. — *Injection sous-cutanée.*

Doses. — 1 à 3 centimètres cubes.

Action. — Le lipoïde extrait des globules rouges provoque la régénération rapide du sang, en même temps l'hypertrophie considérable des capsules surrénales, qui peuvent doubler leur volume et leur poids.

Indications. — *Anémies* de toute nature, posthémorragique, cachectique, etc.

OPOTHÉRAPIE HYPOPHYSAIRE.

Principe de la méthode. — Vaso-constriction du corps thyroïde[2], vaso-dilatation rénale.

Action modératrice de l'activité de la thyroïde.

Mode d'administration et doses. — 1° *Injections sous-cutanées :* 1 à 4 centimètres cubes, deux à trois fois dans la journée.

2° Poudre totale d'hypophyse de bœuf, 0 gr. 20 en deux fois dans la journée, donc 0 gr. 10 chaque fois.

On peut très bien aller jusqu'à 0 gr. 30 et 0 gr. 50

---

[1] Iscovesco, Nouvelles recherches sur les propriétés homo et hétérostimulantes de certains lipoïdes (*Soc. méd. des hôp.*, 13 décembre 1912).

[2] Hallion et Carrion, Sur l'essai expérimental de l'extrait opothérapique d'hypophyse (*Société de thérapeutique*, 13 mars 1907).

L. Lagane, La médication hypophysaire (*Presse médicale* 20 juillet 1912, n° 59, p. 613).

(Renon [1]), par 0 gr. 10 chaque fois ; 0,10 à 0,40 centigrammes d'extrait de lobe postérieur en cachets ou délayés dans de l'eau ou du lait.

Effets. — Antagonisme avec l'extrait thyroïdien [2].

Action cardio-vasculaire.

1° *Pouls* renforcé, ralenti.

2° *Arythmie cardiaque* disparue.

3° Diurèse et *pression* abaissée momentanément, puis élevée.

Sueurs profuses arrêtées.

Sensation de chaleur supprimée.

Sommeil, appétit revenus.

Asthénie disparue (Muscles striés et muscles lisses, vessie, utérus, vésicule biliaire, intestin).

Élimination des sels calcaires facilitée.

Mydriase.

Les effets seraient différents avec l'un ou l'autre lobe de la glande pituitaire [3].

Lobe postérieur ou pituitrine : effets analogues à la surrénale, action semblable à l'adrénaline, de durée plus longue : augmentation de la pression, ralentissement du pouls, mydriase, diurèse, contraction du muscle utérin [4], de l'intestin [5], action

---

[1] Louis Renon et Armand-Delille, Sur quelques effets opothérapiques de l'hypophyse (*Société de thérapeutique*, 22 janvier 1907).

[2] Williams, Sur l'action de l'extrait de glande pituitaire (*Société œsculapienne de Londres*, 4 mars 1910).

[3] Harvey Cushing, Les symptômes différentiels entre les troubles des deux lobes du corps pituitaire (*The Amer. Journal of the med. sciences*, mars 1913. Vol. CXLV, n° 3, p. 314).

[4] Siguret, L'emploi de la pituitrine en obstétrique (*Soc. d'obstétr. et de gynéc. de Paris*, 8 juillet 1912).

[5] B. A. Houssay et J. Berut, Sur l'emploi de la médication

coagulante[1]; comme *accident de l'administration prolongée* : trouble de la nutrition, émaciation, dégénérescence de la rate, nécrose centro-lobulaire du foie.

Les extraits pituitaires postérieurs privés de lipoïdes perdent leur action hypertensive et acquièrent des propriétés hypotensives considérables[2]. Alors l'hypophyse produit une baisse de la tension maxima et de la tension différentielle; la tension minima reste immuable.

Les extraits pituitaires délipoïdés[3] exercent en outre une *action ralentissante* et une action inhibitrice élective sur le faisceau de His, action directe qui persiste malgré la section des vagues, sur les animaux en expérience.

Lobe antérieur : augmentation de la taille et du poids, pousse des cheveux, régulation de la chaleur, et du tissu adipeux, influence favorable sur les glandes génitales.

Le lipoïde hypophysaire (Iscovesco) montre des propriétés homo-stimulantes sur l'hypophyse, excitantes sur le rein, provoque des troubles trophiques graves, amaigrissement, dénutrition de la peau et des poils.

---

hypophysaire comme agent entérocinétique (*Presse médicale*, n° 61, 26 juillet 1913).

[1] P. E. Weil, Action coagulante du lobe postérieur de l'hypophyse (*Soc. méd. des hôp.*, 18 avril 1913).

[2] Claude et Porak, Sur l'action cardio-vasculaire de certains extraits d'hypophyse (*Soc. de biologie*, 25 janvier 1913).

[3] H. Claude, R. Porak et D. Routier, L'action de l'extrait de lobe postérieur d'hypophyse sur la conductibilité auriculo-ventriculaire (*Soc. de biologie*, 3 mai 1913).

L'opothérapie hypophysaire épuise son action après les premiers jours et dès qu'on cesse le traitement.

Indications. — 1° DIRECTES. — *A.* Tous les cas où l'on veut élever la tension artérielle, ralentir le pouls : *affections cardiaques*[1] en hyposystolie et en asystolie, myocardite, accidents cardio-vasculaires dans la *diphtérie*, la *fièvre typhoïde*, *asthénie cardiaque post-grippale*, *shock opératoire* (voir aussi *Médication surrénale*). Action moindre dans les cardiopathies valvulaires.

B. Augmenter la diurèse : *affections cardiaques*, *néphrites*.

C. Combattre les infections[2] : *pneumonie*, *bronchopneumonie*, *fièvre typhoïde*, *pleurésie purulente*, *méningite cérébro-spinale*.

D. Supprimer les sensations de chaleur, les sueurs profuses : *maladie de Parkinson*[3].

E. Améliorer le sommeil, l'appétit, faire disparaître l'asthénie, *tuberculose* pulmonaire, pleurale, péritonéale.

F. Atténuer certains troubles psychiques, arriération mentale, neurasthénie.

G. Stimuler la nutrition et le développement.

---

1 A. TREROTOLI, L'extrait du lobe postérieur de l'hypophyse comme tonique du cœur chez les cardiaques et chez les néphritiques (*Revue de la clinique médicale*, 17 août 1907).

2 LOUIS RENON et ARMAND-DELILLE, Opothérapie hypophysaire et maladies toxi-infectieuses (*Société de thérapeutique*, 23 avril 1907).

3 PARHON et URECHIE, Effets de l'opothérapie hypophysaire sur le syndrome de Parkinson (*Société de biologie*, 6 novembre 1907).

Convalescences, obésité, dystrophie adiposo-génitale, gigantisme, troubles de croissance.

H. Stimuler les muscles : muscles striés, *paralysie diphtérique*, *asthénies musculaires* diverses, muscles lisses, *rétention vésicale*, *accouchements difficiles*.

On administre le lobe postérieur ou pituitrine *chez les parturientes* à la dose de 0,20 centigrammes contenus dans 1 centimètre cube d'extrait, répétés si besoin à la même dose, quand il y a *arrêt* ou *ralentissement du travail*, mais seulement après la dilatation complète.

Cinq à dix minutes après l'injection, fréquence, vigueur, prolongation des contractions utérines. Expulsion du placenta dix à vingt minutes après l'accouchement. Diminution des interventions par le forceps [1].

Constipation (1 à 3 centimètres cubes de solution à 0,20 centigrammes de lobe postérieur frais pour 1 centimètre cube). *Hémoptysies tuberculeuses* [2] (1/2 centimètre cube d'extrait injectable correspondant à 0,10 centigrammes de lobe postérieur frais).

2° Indirectes. — *Hyperthyroïdie, maladie de Basedow.*

Contre-indications. — Hypertension artérielle acromégalie, opothérapie surrénalienne.

---

[1] Aubert, Sur les résultats de l'emploi de la pituitrine au cours de l'accouchement (*Soc. méd. de Genève*, 3 juillet 1912).

[2] Rist, Traitement des hémoptysies par les injections intraveineuses de pituitrine (*Soc. méd. des hôp.*, 11 avril 1913).

OPOTHÉRAPIE MAMMAIRE.

Principe de la méthode. — Antagonisme de la glande mammaire et de l'ovaire [1].

Nature du médicament. — Extrait liquide ou desséché de glande mammaire.

Dose. — De 0 gr. 40 à 1 gr. 50 d'extrait liquide ; 1 gramme en 2 cachets de 0 gr. 50 de poudre, soit 1 gr. 50 de glande fraîche.

Effets. — Augmentation de volume des seins, sécrétion plus abondante, régulation de la menstruation.

Indications. — *Agalactie, puberté, fibromes, ménorragies* (Batuaud [2]), *métrorragies*.

OPOTHÉRAPIE LACTÉE.

Principe de la méthode. — Le plasma du sang d'un animal normal contient des anticorps pour les cellules des différents tissus. Ces anticorps répondent aux antigènes des différents tissus en passage dans les humeurs. Plus un organe fonctionne, plus il fournit d'antigènes qui provoquent plus d'anticorps trophiques.

Donc, toute augmentation de fonctionnement améliore la nutrition d'un organe.

Nature et mode d'administration. — Lait humain aseptiquement recueilli, puis solution neutre de caséine de vache, en injections sous-cutanées.

---

[1] G. Pochon, Observation d'opothérapie mammaire et ovarienne, antagonisme des deux sécrétions (*Soc. de thérapeutique*, 3 avril 1909).

[2] Batuaud, *Société médicale de l'Élysée*, 1er mars 1906.

Résultats. — Au bout de deux jours environ, sécrétion lactée, doublée ou triplée. Persistance de cette augmentation pendant un temps très long sans nouvelle injection[1].

Indications. — *Agalactie.*

OPOTHÉRAPIE NERVEUSE.

Opothérapie cérébrale.

Suc de cerveau. Cérébrine. Transfusion nerveuse (Constantin Paul) ou *médication cérébrale.*

Nature du médicament et préparation. — Substance cérébrale traitée par l'eau et la glycérine.

Mode d'administration. — Voie sous-cutanée.

Cérébrosine (Page[2]).

Principe de la méthode. — Désintoxiquer les centres nerveux, principalement le cerveau, par les substances actives antitoxiques que fabrique le cerveau.

Nature et mode de préparation. — Cerveaux d'animaux sains et jeunes desséchés à 50°, 60° à l'abri de l'air et de tout germe. Épuiser à l'éther sec. Distiller les liquides éthérés.

Il reste un extrait sous forme de poudre brunâtre et grasse.

---

[1] Nolf, Contribution à l'étude de la sécrétion lactée (*Journal médical de Bruxelles*, t. XVI, n° 18, 4 mai 1911).

[2] Maurice Page, Une antitoxine cérébrale, sa préparation, son action, son mode d'emploi (*Presse médicale*, 21 juillet 1909). — Traitement des maladies nerveuses par un extrait cérébral agissant comme antitoxine (*Académie de médecine*, 18 mars 1909).

Injecter sous forme d'émulsion ou après redissolution dans l'huile stérilisée, dans la proportion de 1 gramme pour 10 centimètres cubes.

Dose. — 2 centimètres cubes pendant dix jours. Repos dix jours, reprendre. Dans les cas graves, 3 centimètres cubes un mois de suite sans arrêt.

Effets. — 1° Relèvement de la tension artérielle de 1 à 4 degrés, au bout d'une heure et demie, d'abord pour quelques heures, puis définitive.

2° Relèvement de la force dynamométrique de plusieurs kilogrammes au bout d'une heure.

3° Disparition de l'asthénie.

4° Disparition de la céphalée.

5° Accroissement de l'appétit et augmentation de poids, 2 kilogrammes par semaine.

6° Euphorie.

7° Au début, hyperphosphaturie, légère excitation avec insomnie, puis hypophosphaturie, diminution et disparition des éthers sulfoconjugués.

8° Raccourcissement de la durée habituelle des maladies traitées.

Indications. — *Affections nerveuses en général*, et plus particulièrement *neurasthénies*, *obsessions-doute*, *névrose d'angoisse*, *mélancolie*, *démence précoce* et affections similaires, *aliénation mentale* avec dépression, *ataxie*, *épilepsie* (Gibier), *neurasthénies* (Ch. Eloy) cérébro-spinale, spinale, génitale, virginale (*chlorose*), de la ménopause, des hystériques, cardiaque, des adolescents, gastrique, sénile, des

---

[1] G. Marie, Propriété neutralisante d'une substance isolée du cerveau normal (*Académie des Sciences*, 27 juin 1910).

hypocondriaques ; *anémie, aphasie, asthénie* ou *débilité des vieillards.*

On a même déterminé les indications particulières de la substance grise et celles de la substance blanche [1].

Opothérapie médullaire.

Transfusion du suc médullaire.

Nature du médicament. — Moelle [Babès (de Bucarest), Constantin Paul] en extrait.

Indications. — *Affections de la moelle.*

OPOTHÉRAPIE OCULAIRE.

Cristallinienne.

Nature du médicament. — Cristallin de bœuf jeune.

Mode d'administration. — Par la bouche.

Dose. — Un à deux cristallins par jour.

Résultats. — Chez la plupart des sujets non traités, l'acuité visuelle est allée en diminuant [2].

Chez tous ceux qui ont été soumis au traitement organothérapique, l'acuité visuelle est allée en augmentant, et l'amélioration s'est maintenue.

Indication. — Menace de *cataracte* [3].

Totale.

Nature de la préparation. — Extrait de globe oculaire total ou extrait sec.

---

[1] GUIRAUD, Essai de traitement de l'insuffisance cérébrale par les injections de suc de cerveau. Thèse de Toulouse, 1907.

[2] RŒNER, Traitement prophylactique de la cataracte sénile *Deutsche med. Wochenschrift*, 1909, n° 7).

[3] SARDOU (Nice), Opothérapie de la fatigue oculaire (*Société de l'internat des hôpitaux de Paris*, 27 février 1908).

Dose. — Extrait sec, 2 à 8 grammes par jour.

Mode d'administration. — Voie digestive.

Indications. — *Fatigue oculaire*, surmenage oculaire.

Contre-indications. — État général grave.

OPOTHÉRAPIE OSSEUSE.

Totale.

Nature. — Os en entier, périoste, corps osseux, moelle osseuse d'os frais de bœufs et de veaux traités aussitôt l'animal abattu.

Mode d'administration. — Extrait en tablettes aromatisées au cacao.

Dose. — Deux tablettes par jour de *1 gramme* de substance osseuse totale, une à la fin de chaque repas, jusqu'à 4 et 6 si besoin dans les cas de forte déminéralisation.

Indications. — *Rachitisme, ostéomalacie, retard de la dentition, de la consolidation des fractures, phosphaturie, tuberculose* (voir *Médication recalcifiante*).

Médullaire (moelle osseuse).

Nature du médicament. — Moelle osseuse d'animaux de boucherie jeunes et sains. Extrait liquide à injecter ou tissu en nature.

Dose. — 110 à 150 grammes et plus de moelle de bœuf ou de veau par ingestion stomacale, ou l'équivalent en extrait injectable.

Ou encore une cuillerée à soupe de moelle osseuse de veau ou de jeune bœuf, encore rose, broyée avec trois cuillerées à soupe d'eau, le tout filtré et mélangé au lait (Combe).

Effets. — Augmentation du nombre des hématies (de 1460000, 1860000 à 4000000); proportion de l'hémoglobine accrue dans le même rapport (de 28 à 30 p. 100 à 85 p. 100); densité du sang élevée (de 1038 à 1068); disparition des mégalocytes.

Outre ces résultats hématologiques, disparition ou atténuation des symptômes.

Avec les hautes doses, effet purgatif.

Indications. — *Anémie pernicieuse* (Fraser, d'Edimbourg), *leucémie* et *pseudo-leucémie*, *rachitisme* avancé (Combe).

OPOTHÉRAPIE OVARIENNE.

Ovaire entier.

Nature de l'agent thérapeutique et préparation. — Ovaires de femelles d'animaux, en extrait glycériné.

Mode d'administration. — Injection sous-cutanée, ou poudre sèche.

Dose. — De 1 à 1 cc. et demi par jour pour les injections, et de 40 centigrammes à 1 gr. 20 de substance ovarienne desséchée en capsules ou en pastilles.

Indications. — *Troubles nerveux consécutifs à l'ovariotomie, à l'hystérectomie,* diverses manifestations de l'*hystérie, troubles de la ménopause, de la puberté, dysménorrhée, goitre exophtalmique, hémophilie, acromégalie.*

Corps jaunes. Ocréine.

Principe de la méthode. — La sécrétion interne de l'ovaire provient des seuls corps jaunes (Fraenkel et Lambert), d'où la conclusion qu'il y a avantage à s'adresser à ces seuls corps jaunes.

Nature de la préparation et mode d'administration. — L'extrait de corps jaune peut se présenter sous trois formes différentes[1] :

1o Solution d'extrait de corps jaune, isotonique, stérilisée et titrée à 2 centigrammes par centimètre cube pour injections intramusculaires.

2o Solution titrée à 2 centigrammes d'extrait pur par 20 gouttes environ.

3o En poudre, cachets, comprimés dosés à 2 centigrammes.

4o Lipoïde, en injection sous-cutanée.

Dose. — Débuter par des doses faibles, 0 gr. 04 à 0 gr. 05 par jour, augmenter jusqu'à 0 gr. 12, même 0 gr. 16 et 0 gr. 18 vers le troisième jour, maximum qu'on maintient pendant la fin du traitement.

Chez les femmes atteintes de ménopause artificielle, pousser jusqu'à 0 gr. 16 et 0 gr. 18, si besoin.

Durée totale de la médication : 10 à 15 jours, et repos, puis reprendre quand réapparaissent les accidents.

Indications. — 1o Troubles de la menstruation,

---

[1] L. Devet, Effets thérapeutiques du corps jaune de l'ovaire, en particulier dans l'hypofonction de la glande ovarienne, la ménopause naturelle, la ménopause post-opératoire. Thèse de Paris, juillet 1907.

règles irrégulières, aménorrhée, dysménorrhée, règles douloureuses.

2° Troubles vaso-moteurs : *bouffées congestives.*

3° Troubles nerveux divers liés à la *ménopause.*

4° État général : *lassitude, palpitation, constipation.*

OPOTHÉRAPIE PLACENTAIRE.

Suc placentaire.

Doses. — Comme galactogène : 60 centigrammes à 1 gr. 80.

Indications. — *Lactation insuffisante, retour à la lactation, fibrome.*

OPOTHÉRAPIE PROSTATIQUE.

Suc prostatique.

Doses. — 40 centigrammes à 1 gr. 20.

Action. — En dehors d'une action sur la prostate, l'extrait prostatique exerce une action de dilatation pénienne[1].

Indications. — *Affections de la prostate.*

OPOTHÉRAPIE PULMONAIRE.

Suc pulmonaire.

Nature, préparation et administration de l'agent thérapeutique. — Poumons d'animaux sains hachés mélangés avec de la glycérine et eau. Filtrer. Ramener l'extrait au dixième.

Mode d'administration. — Injections sous-cutanées.

Indications. — Affections pulmonaires, *tubercu-*

---

[1] HALLION, MOREL et PAPIN, Action vaso-dilatatrice pénienne de l'extrait prostatique (*Soc. de biol.*, 22 février 1913).

lose (?), *emphysème*, principalement *suppurations thoraciques* et périthoraciques, ouvertes à l'extérieur ou dans les bronches (Cassaet), pleurésies purulentes, kystes hydatiques, vomiques, abcès pulmonaires[1].

OPOTHÉRAPIE RÉNALE.

Néphrine ou ***suc rénal, extrait de rein.***

Nature de la préparation. — Rein cru, ou à peine grillé, en aliment, mélangé avec du bouillon tiède.

Néphrine ou extrait de rein en tablettes fraîchement préparé (Dieulafoy) ou extrait obtenu par le procédé ordinaire.

Mode de préparation et doses. — I. EN NATURE. — 1° *Par la bouche.* — Faire macérer quelques heures à 25° ou 30°, dans un bouillon de légumes, deux ou trois reins de jeunes porcs de 100 grammes environ, de couleur peu foncée, hachés menu préalablement, soigneusement lavés, puis pulpés au pilon dans un mortier. Filtrer sur un linge (Choupin) ou décanter (Renaut).

Donner tel quel ou mieux mettre en contact avec du suc gastrique artificiel pour détruire les produits toxiques (Carles, de Bordeaux); continuer dix jours de suite.

Voici comment Alb. Robin conseille de faire la préparation :

Reins de porc absolument frais, décortiqués, hachés et lavés rapidement à l'eau distillée. Broyer le hachis au pilon dans un mortier entouré de glace avec 450 centimètres cubes d'eau salée à

---

[1] ARNOZAN, Contribution à l'étude de l'opothérapie pulmonaire (*Province médicale*, n° 47, 23 novembre 1907, p. 587-592).

7 p. 1000. Après broyage, laisser reposer entouré de glace. Au bout de quatre heures, décanter. Le liquide obtenu représente environ 400 grammes. Prendre en trois doses, une demi-heure avant les repas du matin, de midi et du soir.

On peut modifier la couleur et le goût du liquide par l'addition d'une cuillerée de bouillon concentré, de julienne tiède, ne dépassant pas 38°. Continuer 8 jours.

2° *En lavements.* — Quand l'administration buccale de la macération rénale devient impossible, on peut utiliser la voie rectale.

Technique. — Voici à cet usage la technique indiquée par Renaut [1] (de Lyon).

Prendre 3 reins de JEUNES PORCS qu'on vient de sacrifier. Inutile de laver. Hacher menu. Broyer le hachis dans un mortier avec 600 grammes d'eau salée à 6 p. 1000. Laisser macérer 4 heures, entourer de glace. Décanter, passer au linge fin. Mettre ensuite le hachis restant sur ce même linge pour obtenir encore du liquide.

Diviser en 3 lavements. A donner dans la journée.

Porter le liquide profondément avec une sonde et ne la retirer qu'après cessation de toute excitation ano-rectale.

Donner les lavements 3 jours consécutifs, arrêter 3 jours pendant lesquels on emploie des diurétiques ou autres médicaments indiqués (digitaline, strophantus, etc.).

---

[1] RENAUT, Opothérapie dans l'imperméabilité rénale de cause brightique (*Bulletin médical*, 19 décembre 1908).

II. En extrait. — Mêmes manipulations que pour les autres extraits d'organes: broyage de l'organe frais dans l'eau et la glycérine, filtrage à la bougie Chamberland sous pression d'acide carbonique, d'après la méthode de d'Arsonval.

Dessécher dans le vide et confectionner des tablettes.

Doses. — A. *Injections sous-cutanées.* — 1 centimètre cube pour chaque injection, trois fois par jour.

B. *Tablettes.* — 30 centigrammes d'extrait sec 3 fois par jour, au moment des repas.

Effets. — *Chez les sujets sains*, phénomènes peu tranchés : polyurie légère, modification du taux des phosphates et des chlorures. Toutefois, rapport étroit entre ces effets et la néphrine introduite dans l'organisme, car ils cessent en même temps qu'on arrête la médication.

Chez les malades :

1° Diurèse, sauf dans la polyurie de la néphrite interstitielle, l'urine devenant moins copieuse. Donc régulation.

2° Diminution ou cessation de l'albuminurie (40 p. 100) (Schiperovitsch).

3° Relation inversement proportionnelle de la quantité et de la densité de l'urine.

4° Présence fréquente de leucocytes.

5° Disparition des symptômes, anxiété, dyspnée, céphalalgie, prurit.

6° Retour des accidents après un certain temps par la cessation du traitement.

7° Action coagulatrice (Gilbert, Carnot).

Mode d'action. — La rénothérapie agirait comme un antitoxique, neutraliserait les toxines en circulation dans l'économie.

Indications. — *Néphrites diverses, artériosclérose, affections cardiaques*, compliquées de *congestion rénale*, toutes les insuffisances rénales.

Opothérapie rénale embryonnaire ou néphropoiétique (P. Carnot).

Principe de la méthode. — Utiliser la sécrétion interne du rein, mais, en plus, l'action formatrice des organes en état de développement qui renferment des substances actives provoquant leur croissance (P. Carnot et A. Lelièvre[1]), substance néphropoiétique, agent actif de la régénération de l'organe, se retrouvent et dans le sang circulant et dans le rein en régénérescence abondante et active, principalement dans le rein fœtal.

Nature de la médication. — Reins frais d'animaux nouveau-nés, de préférence fœtus d'animaux.

Préparation, administration. — Même préparation, même mode d'administration que pour les reins d'animaux adultes. Administrés en nature, crus, hachés ou pulpés ou sous forme d'extraits organiques.

---

[1] P. Carnot et A. Lelièvre, Activité néphropoiétique du sang et des reins au cours des régénérations rénales (*Académie des sciences*, 2 avril 1907).

Au besoin, poudre sèche d'organe, obtenue par dessiccation à basse température.

Dose. — La valeur d'un à deux reins entiers.

Mode d'action et effets. — Disparition des albuminuries même intenses, fonction rénale rétablie en 10 à 15 jours. Production d'*hyperplasie régénératrice* du rein.

Indications. — *Néphrites diverses, albuminuries*, albuminuries intermittentes.

OPOTHÉRAPIE SPLÉNIQUE.

Suc splénique.

Principe de la méthode. — Action coagulante de l'extrait de rate.

Nature de l'agent thérapeutique. — Pulpe de rate de bœuf fraîche, en nature ou bien l'extrait [1]. Rate broyée et réduite en extrait glycériné.

Dose. — La valeur de 50 grammes de rate fraîche par jour.

Indications. — *Anémie, anémie pernicieuse, leucémie, pseudo-leucémie, chlorose, rachitisme, splénomégalie paludique, paludisme chronique, sarcome, cancer, tumeurs lymphoïdes* (lymphosarcomes), *tumeurs adénoïdes, hémorragies, hémophilie.*

Voir *Sérothérapie antisplénomégalique.*

OPOTHÉRAPIE SURRÉNALE.

Extrait de suc surrénal ou médication capsulaire.

---

[1] M. Paucot, L'opothérapie de la rate dans la splénomégalie paludique (*Société médico-chirurgicale du Nord*, 7 février 1907).

Doses. — 1° GLANDES FRAÎCHES. — 1 gr. 50 à 2 gr. pour commencer, monter jusqu'à 5 grammes.

2° EXTRAIT SEC. — En cachets de 30 centigrammes; 3 cachets en vingt-quatre heures pendant 10 à 12 jours, repos 2 à 3 jours et reprendre.

3° ADRÉNALINE ($C^{10}H^{15}AzO^{3}$) (chlorhydrate).

4° LIPOÏDE (Iscovesco).

Mode d'administration. — *Ne pas injecter dans les veines, dans la trachée ni dans les poumons*, par crainte d'athérome et surtout d'œdème pulmonaire, sauf en cas de shock opératoire ou d'asthénie cardiaque où l'on peut faire une, mais une seule injection veineuse, à un quart de milligramme, pas plus.

Injection de préférence dans le tissu cellulaire sous-cutané et par la bouche, soit dès le début, dans les cas moins urgents, ou seulement après une injection sous-cutanée [1].

Dose. — 1/2 milligramme, 3/4 de milligramme et 1 milligramme dans les vingt-quatre heures, en employant la solution:

Solution d'adrénaline au millième (soit adrénaline 1 milligramme).	1cc.
Sérum artificiel..................	250 à 500 grammes.

Par la bouche jusqu'à 0,002 milligramme dans les vingt-quatre heures. Netter a pu pousser jusqu'à 3 et même 5 milligrammes, toujours par la voie buccale et en répartir 4 à 6 doses dans les vingt-quatre heures.

[1] O. JOSUÉ, Remarques sur l'emploi de l'adrénaline en thérapeutique (*Presse médicale*, 5 mars 1910).

Possibilité de continuer dix jours et plus, même des mois, deux ans (Bernard), mais avec des arrêts.

Effets. — Modification de l'état général, relèvement des forces, mais surtout *vaso-constriction hémostatique* et hypertensive, diminution et cessation des phénomènes d'intoxication [1].

Action. — Le lipoïde surrénal hypertrophie la surrénale et agit sur le corps thyroïde et sur le cœur (Iscovesco).

Indications. — *Maladie d'Addison, diabète, incontinence d'urine* (G. Zanoni, de Milan), *goitre exophtalmique* (Crary, Simonini, de Modène), *coqueluche, rachitisme, ostéomalacie* [2], *collapsus cardiaque* par *rachicocaïnisation* [3].

On a décelé l'*insuffisance surrénale* dans la *scarlatine* (Hutinel), dans la *diphtérie* [4].

Vomissements incoercibles [5].

L'*adrénaline* se prescrit dans les *hémorragies*, les

---

[1] E. Sergent, Diagnostic et traitement de l'insuffisance surrénale (*Presse médicale*, 10 juillet 1909).

[2] L.-M. Kossi, L'extrait surrénal dans la prophylaxie des déformations du bassin chez les rachitiques (*Policlinico*, 1907, fasc. 34). — M.-D. Tanturri, Nouveaux cas d'ostéomalacie guéris par les injections sous-cutanées d'adrénaline (*Gazetta degli ospedali*, 7 juillet 1907). — Léon Bernard, Guérison d'un cas d'ostéomalacie par des injections d'adrénaline (*Association française pour l'avancement des sciences*, XXXVIIIe Congrès, Lille, 27 août 1909).

[3] Kothe, Action tonique de l'extrait de capsule surrénale en cas de collapsus cardiaque (*Centralbl. f. Chir.*, n° 33, 1907).

[4] Martin et H. Darré, Insuffisance surrénale au cours d'une diphtérie grave. Guérison (*Société médicale des hôpitaux*, 7 mai 1909).

[5] T. Silvestri, Essai de traitement des vomissements incoercibles de la grossesse par l'opothérapie surrénale (*Gazetta degli ospedali*, 10 janvier 1909).

hémorroïdes, les *hémoptysies*, l'*hémophilie* et toutes les *congestions* d'organes : œil, larynx.

Contre-indications. — Athérome.

OPOTHÉRAPIE TESTICULAIRE.

Séquardine, extrait testiculaire [1].

Nature de l'agent médicamenteux et mode de préparation. — Testicules gorgés de sang du bélier ou du taureau, ainsi que d'autres gros animaux fraîchement abattus; macération des rondelles d'organes dans la glycérine neutre à 30°.

Mode d'administration et technique. — *Voie rectale, lavements, injections sous-cutanées*, diluées à moitié, sous peine de provoquer la douleur.

Dose. — Au minimum de *1/2 centimètre cube*, au maximum de *3 centimètres cubes* de l'extrait normal, compté non dilué.

Chaque jour de une à six injections.

En cas d'impossibilité, deux fois par semaine 4 à 8 centimètres cubes du suc testiculaire.

Durée du traitement : pas moins de trois semaines consécutives ; interrompre momentanément puis reprendre.

Mode d'action. — Accroissement de la vitalité de rétablissement des fonctions importantes.

Effets. — *A.* Locaux. — *Douleur* variable, *rougeur* avec *chaleur* de la peau.

B. Généraux. — 1° *Système nerveux.* — On peut les résumer (Ch. Eloy): *excitation*, *stimula-*

[1] Éloy, La méthode de Brown-Séquard (J.-B. Baillière, et fils, édit.).

tion, tonification de toutes les fonctions psychiques et organiques du cerveau, de la moelle et du grand sympathique. Du côté du cerveau, accroissement des *facultés intellectuelles*, de la *sensibilité*, de la *motilité*; du côté de la moelle, renforcement des réflexes, en particulier dans la sphère des réservoirs, *défécation*, *miction*, *fonction génitale*.

2° *Système musculaire*. — Même augmentation de la force, constatée au dynamomètre.

3° *Sécrétions*, *circulation*, *température*, *nutrition*, *sang*, tendance à la normale.

En somme, *médicament dynamogène*.

Inconvénients. — Lymphangites, abcès, phlegmons avec des liquides mal préparés.

Avec les lavements, irritation rectale (l'extrait n'est pas assez dilué).

Indications. — *Anémie simple* ou *post-hémorragique*, *aliénation mentale*, surtout avec stupeur; *ataxie locomotrice*, *sclérose de la moelle* en plaques, des cordons latéraux ou antérieurs, diffuse; *cachexies* de causes diverses, cancéreuse, tuberculeuse, palustre; *chorée*, *débilité sénile*, *diabète sucré* et *polyurie simple*, *fibromes utérins*, *goitre exophtalmique*, *gangrène pulmonaire*, *hystérie*, *incontinence nocturne d'urine*, *maladie d'Addison*, *maladies du cœur*, *artériosclérose*, sclérose cardiaque; *maladies* du *foie*, de l'*estomac*, de l'*intestin*, de l'*utérus*, du *rein*, *albuminuries* diverses, *neurasthénie*, *névralgies*, *névrite optique*, *paralysie agitante*, *paralysie générale*, *paralysie d'origine variée*, *paralysie pseudo-hypertrophique*, *rhumatisme*, *sénescence*.

Contre-indications. — *Décrépitude incurable*, certaines formes d'*aliénation mentale* et tous les cas particuliers où la déchéance est trop profonde, dans l'*épilepsie avec idiotie*, *gâtisme*, *porencéphalie*, etc.

OPOTHÉRAPIE THYMIQUE.

Extrait ou suc thymique.

Nature du médicament. — Thymus de veau ou celui de jeune mouton.

Modes d'administration. — 1° Cru, en hachis.

2° Extrait, comme les autres viscères.

3° Desséché, en poudre.

Doses. — Poudre, 1 à 4 grammes trois à quatre fois dans la journée.

Effets. — Modifications de la nutrition; poids diminué chez quelques sujets; chez d'autres, effets peu marqués (Taty et Guérin, de Lyon).

Indications. — *Goitre exophtalmique*, *cancers* inopérables [1].

OPOTHÉRAPIE THYROIDIENNE.

Extrait ou suc thyroïdien.

Nature de l'agent thérapeutique. — 1° Corps thyroïde de mouton en nature.

2° Extrait glycériné.

3° Poudre sèche.

4° Principes actifs.

5° Lipoïde.

Doses. — 1° EN NATURE. — Un lobe tous les quatre

---

[1] F. GUYER, *Annals of surgery*, juin 1907.

jours suffirait, 10 gr. par semaine (Bruns); au-dessus de cette dose, symptômes d'intolérance, élévation de la température à 38°, pouls à 100 ou 112; diurèse abondante, céphalalgie, courbature dans les jambes, un peu d'insomnie (P. Marie).

Un lobe tous les jours pendant trois ou quatre jours, puis un lobe tous les trois, quatre ou cinq jours, suivant l'état général. En cas de réaction vive, suspendre pendant quinze jours ou trois semaines, puis reprendre (P. Marie).

Chez l'enfant, 20 centigrammes de corps thyroïde de mouton, légèrement cuit au beurre, écrasé dans du lait. Par semaine, jusqu'à 5 grammes (Brun, Lebreton, Vaquez).

Continuer pendant très longtemps, avec des intervalles d'arrêt.

2° Extrait glycériné.

3° Poudre sèche. — De 0 gr. 025 milligrammes à 3 gr. 25 centigrammes.

Il y aurait avantage, soit au début, pour tâter la susceptibilité individuelle, soit même en cours de traitement, de ne prescrire que de petites doses[1], soit 0 gr, 025 milligrammes de poudre totale desséchée correspondant à 0,125 de glande fraîche.

En tout cas, ne jamais maintenir les hautes doses sans *arrêter un jour ou deux la médication*, ou revenir au moins à la dose faible.

4° Principes actifs. — *Thyroéidine* (Wermerhen).

[1] Léopold Lévi et H. de Rothschild, Les petites doses en thérapeutique thyroïdienne (*Société de thérapeutique*, 9 décembre 1908).

Dose. — 10 à 30 centigrammes, soit dans une potion gommeuse, soit en poudre, en cachets ou même en pilules. Ne pas faire les préparations longtemps à l'avance.

Thyrénine. — **Dose.** — En pilules ou en comprimés, de 1 à 6 de 0,02 centigrammes, de thyrénine.

Effets. — Réveil des facultés intellectuelles.

Augmentation de la force musculaire, meilleure utilisation des mouvements.

Amélioration du côté de la défécation, de la menstruation, de l'urination.

Disparition des bourrelets myxœdémateux, des œdèmes, perte de poids, parfois jusqu'à 17 kilogrammes.

Croissance.

Pousse des cheveux et leur noircissement, pousse de la queue des sourcils (signe du sourcil).

Rajeunissement [1].

Le lipoïde thyroïdien peut provoquer la triade basedowienne, excite et augmente le volume de la capsule surrénale et de l'appareil génital femelle (Iscovesco)[2].

Accidents. — Céphalalgie, anorexie, douleurs dans les membres, parfois symptômes cardiaques, sternalgie, syncope, cyanose, accélération ou ralentissement du pouls, accès convulsifs, surtout avec des

---

1 Léopold Lévi, Corps thyroïde et sénilité (*Société de médecine de Paris*, 29 mai 1909).

2 H. Iscovesco, Nouvelles recherches sur les propriétés homo et hétérostimulantes de certains lipoïdes (*Soc. méd. des hôp.*, 13 décembre 1912).

doses élevées et répétées, mort par syncope (Ballet et Enriquez, Béclère).

Surveiller le pouls (Béclère), surtout son augmentation de fréquence, plus encore peut-être sa mobilité, son instabilité, sous l'influence du moindre effort. En ce cas, cesser le traitement et prescrire le séjour au lit, au moins le repos à la chambre ; éviter tout effort, tout mouvement capable d'augmenter brusquement le travail du cœur.

Effets cumulatifs.

Le principe toxique paraît représenté par un lipoïde soluble dans l'éther, insoluble dans l'acétone [1].

Indications. — *Myxœdème*, toutes les insuffisances thyroïdiennes soit organiques, soit fonctionnelles.

Goitre kystique ou parenchymateux, *sclérose*, *sarcome*, *cancer* du corps thyroïde.

Goitre exophtalmique (Eulenbourg). Voir *Sérum et lait antithyroïdien*. Accidents de la *ménopause* (tachycardie, faiblesses, bouffées de chaleur, etc.). *Obésité* [2].

Lupus, *eczéma*, *urticaire*, *prurits*, *tuberculose viscérale*, *lèpre*, *cancer*, *ichtyose*, *sclérodermie pigmentaire*, *psoriasis*, *asphyxie locale des extrémités* (maladie de Raynaud).

Insuffisance thyroïdienne, *hypothyroïdie*.

---

[1] CHAMAGNE, Quelques considérations sur la toxicité des produits employés en opothérapie et en particulier sur la thyroïde (*XVIe Congrès international de médecine*, Buda-Pest, 27 août 1909).

[2] VON KUTSCHERA, Sur l'accroissement de la taille à la suite du traitement thyroïdien dans le crétinisme endémique (*Société suisse de neurologie*, 13-14 mars 1909).

Fausses couches récidivantes (donner le corps thyroïde dès le début de la grossesse), *lactation insuffisante, involution utérine affaiblie* (Hertoghe [1]).

Rhumatisme articulaire aigu [2], *neuro-arthritisme* [3], *rhumatisme chronique, acromégalie, asthme des foins* [4], troubles intestinaux, *constipation, diarrhée* [5], *hémophilie.*

Opothérapie parathyroïdienne.

Nature et mode de préparation. — 1° CAPSULES.

2° INJECTIONS HYPODERMIQUES.

Doses. — 1° EN CAPSULES. — 3 à 5 par jour. Prolonger le traitement assez longtemps, six semaines par exemple.

2° EN INJECTIONS HYPODERMIQUES. — 1/2 centimètre cube par jour. Ne pas injecter dans les veines, par crainte de thrombose.

Injections un peu douloureuses.

Résultats. — Diminution de la rigidité, des douleurs et de la salivation.

Tremblement moins intense ou cessé.

---

[1] HERTOGHE, Nouvelles recherches sur les insuffisances thyroïdiennes (*Académie royale de Belgique*, 23 mars 1907).

[2] VINCENT, Absence de réaction thyroïdienne dans certains cas de rhumatisme grave. Action bienfaisante de l'opothérapie thyroïdienne (*Société médicale des hôpitaux*, 26 avril 1907).

[3] LÉOPOLD LÉVI et H. DE ROTHSCHILD, Corps thyroïde et neuro-arthritisme (*Société de biologie*, 25 mars 1907).

[4] POTTIER, Traitement de l'asthme des foins par la médication thyroïdienne (*Société médicale de l'Élysée*, 4 mars 1907).

[5] LÉVI et H. DE ROTHSCHILD, Constipation et hypothyroïdie (*Société de biologie*, 13 avril 1907).

Amélioration du manque de repos et de l'insomnie.

Chez les malades de date récente, réaction plus rapide et plus complète (Berkeley [1]).

Indications. — *Paralysie agitante, athrepsie* [2].

OPOTHÉRAPIE ASSOCIÉE [3].

1. *Thyroïdienne et ovarienne.*

Dose. — 0 gr. 20 de poudre totale de thyroïde associée à 0 gr. 40 de poudre totale d'ovaire.

Indications. — *Acromégalie.*

2. *Hypophysaire et ovarienne.*

Indications. — *Myasthénie* bulbaire et autres.

3. *Osseuse et hépatique* [4].

Médication phosphatique organique, récalcifiante.

Nature de la préparation :

Moelle osseuse et poudre d'os frais	9
Extrait hépatique	1

En poudre, en tablette.

---

[1] M. BERKELEY, L'opothérapie parathyroïdienne contre la paralysie agitante (analyse in *Semaine médicale*, n° 51, 18 décembre 1907).

[2] R.-L. THOMPSON, Atrophie des parathyroïdes et lésions des autres glandes dans l'athrepsie (*Amer. Journ. of the Med. Sc.*, octobre 1907).

[3] L. RENON et A.-DELILLE, De l'utilité d'associer les médications opothérapiques (*Société de thérapeutique*, juin 1907). — H. CLAUDE et H. GOUGEROT, Sur l'insuffisance simultanée de plusieurs glandes à sécrétion interne, insuffisance pluriglandulaire (*Société de biologie*, 28 décembre 1907).

[3] A. DANIEL-BRUNET et C. ROLLAND, Importance de l'opothérapie hépatico-osseuse dans le traitement reminéralisant (*Soc. de thérapeutique*, 12 janvier 1912).

Indications. — *Affections du système osseux*, croissance, dentition, ostéomalacie, rachitisme, *grossesse, allaitement, convalescences, affections du système nerveux, phosphaturie, diabète, albuminurie, entérite.*

Affections pulmonaires, tuberculose.

4. ***Thyro-parathyroïdienne, pituitaire, ovarienne et testiculaire*** [1].

Effets. — Action stimulante sur les fonctions organiques, élévation de la pression, réduction des oxydations.

Augmente les propriétés de certains médicaments, en particulier de l'arsenic, du mercure, des iodures, des salicylates.

Indications. — *États asthéniques aigus, neurasthénie* surtout.

Contre-indications. — *Pression sanguine élevée.*

5. ***Polyopothérapie*** [2].

1° Traitement préparatoire. — Moelle osseuse fraîche, phosphates, sels de chaux, de fer, de magnésie.

S'il y a lieu, traitement spécifique de la syphilis héréditaire, des végétations adénoïdes.

---

[1] Starken, Emploi combiné des extraits thyro-parathyroïde pituitaire, ovarien, testiculaire (*New-York med. Journal*, 1912, n° 24).

[2] Raoul Dupuy, Arriération infantile et polyopothérapie endocrinienne (*Acad. des sc.*, 22 janvier 1912).

2° **Traitement polyopothérapique proprement dit :**

Poudre de *corps thyroïde*............ } De $0^{gr},02$
— d'*hypophyse*................ } à $0^{gr},05$ selon
— de *surrénale totale*........... } indication.

Contre l'asthénie et le gigantisme : *extrait interstitiel de testicule*; contre l'excitation et l'instabilité, *corps jaune*; contre la dénutrition, *extrait hépatique et splénique* 0 gr. 10.

Indications. — *Arriération.*

6. ***Opothérapie associée anticancéreuse*** [1].

Nature du médicament. — Extrait polyorganique de foie, de rate et de pancréas.

Mode d'action. — Pas de guérison des cancéreux proprement dits, mais amélioration de l'état général de manière à permettre des interventions chirurgicales ou autres.

Effets. — 1° Relèvement du poids et du taux de l'urée chez les malades cachectisés.

2° Parfois amélioration locale.

D'une façon constante, augmentation des forces et presque toujours diminution ou disparition de la douleur.

Indications. — *Cancers* en général.

OPOTHÉRAPIE INDIRECTE [2].

Tandis qu'il agit directement pour remplacer la

---

[1] BILLARD (Clermont-Ferrand), Opothérapie anticancéreuse (*Centre médical*, 1er avril 1909).

[2] LOUIS RENON et ARMAND-DELILLE, L'opothérapie indirecte (*Société de biologie*, 16 février 1909).

sécrétion de l'organe dont il est tiré, chaque extrait possède une action indirecte sur d'autres glandes.

Ainsi : L'*extrait ovarien* est *vaso-dilatateur de la thyroïde* (Hallion) et partant un excitant de la fonction thyroïdienne (Renon). L'*extrait hypophysaire* total ou postérieur est *vaso-constricteur* de ce même *corps thyroïde* (Carrion et Hallion) et atténue sa fonction.

Ce même extrait *stimule la fonction surrénale* (Renon).

PÉRITONÉALE (MÉDICATION)[1].

Principe de la méthode. — La voie péritonéale peut servir en thérapeutique, soit qu'on ne recherche que l'absorption d'un médicament, soit qu'en même temps, on veuille modifier l'état du péritoine lui-même.

A. *Générale ou absorbante.*

Nature des médicaments. Dose. — On a employé surtout deux médicaments :

1° Strophantine amorphe 1/2 milligramme.

Répéter l'injection les jours suivants et injecter ensuite un milligramme.

2° Adrénaline au millième, 1 centimètre cube; augmenter petit à petit jusqu'à 5 centimètres cubes ou eau iodée.

Indications. — *Cirrhose avec ascite après la ponction* : *ascite* par gêne de la circulation hépatique.

---

[1] Castaigne, Les injections intra-péritonéales en thérapeutique (*Journal des praticiens*, 12 août 1911).

Contre-indications. — *Strophantine* : lésion rénale ; *adrénaline* : hypertension artérielle.

B. ***Locale ou modificatrice.***

Nature des médicaments. Dose. — Huile camphrée à 1 p. 100, 100 centimètres cubes, ou huile goménolée ou sérum de Marmoreck, dans la péritonite tuberculeuse.

Indications. — *Péritonite suppurée, péritonite tuberculeuse, ascites* d'origines diverses.

Après laparotomie[1] par incision le long du muscle droit du côté droit. Eviscération la plus complète possible.

Nettoyage à fond de la masse intestinale recueillie sur des compresses chaudes et humides à l'aide d'une solution d'eau oxygénée à 1/2. Lavage de la cavité péritonéale avec la même solution dans tous ses recoins.

Puis nouvelle toilette avec la solution salée physiologique tiède.

Remise des viscères en place, suture.

Résultats. — 18 guérisons sur 22 cas traités. Les 4 cas négatifs concernaient des sujets dont les poumons étaient atteints.

Indications. — *Péritonite tuberculeuse.*

PURGATIVE HYPODERMIQUE (MÉDICATION)[2].

Nature du médicament, administration, doses. —

---

[1] ASPINWALL JUDD, *New-York médical Journal*, 1911, n° 25.

[2] ALB. ROBIN et MARCEL SOURDEL, Effets purgatifs des injections hypodermiques de sulfate de magnésie (*Soc. méd des hôp.* 14 juin 1912).

On emploie une solution de sulfate de magnésie au quart, soit :

Eau distillée..............................	30 grammes.
Sulfate de magnésie..................	10 —

Injecter sous la peau un centimètre cube ; répéter si besoin plusieurs jours de suite.

Résultats. — Selles moulées non diarrhéiques.

Mode d'action. — Réveil ou accroissement des contractions de l'intestin, action motrice et non osmotique comme avec la purgation prise par la bouche.

Indications. — Quand il y a *impossibilité d'administrer le purgatif par la bouche,* trismus, vomissements, ou par le rectum, parésie intestinale.

RACHIDIENNES (MÉDICATIONS).

1° Médication épidurale.

Technique de la ponction du canal sacré. — INSTRUMENTATION. — 1° *Aiguille.* — Longueur, 0m,06 ;
Largeur, 7/10e de millimètre de diamètre ;
Biseau, 3 millimètres (biseau long pour piquer mieux).

2° *Seringue.* — Modèle quelconque, mais parfaitement stérilisable.

Contenance : 5 à 30 ou 40 centimètres cubes, selon les cas, ou bien seringue à double effet (Strauss, de Bremen), qui permet d'injecter sans retirer l'aiguille.

MANUEL OPÉRATOIRE. — 1° *Position du malade.* — Position choisie de sorte que *la membrane obturatrice sacrée postéro-inférieure soit tendue.*

Position génu-pectorale, ou position inclinée à 45°, ou seulement *décubitus latéral*, en inclinaison

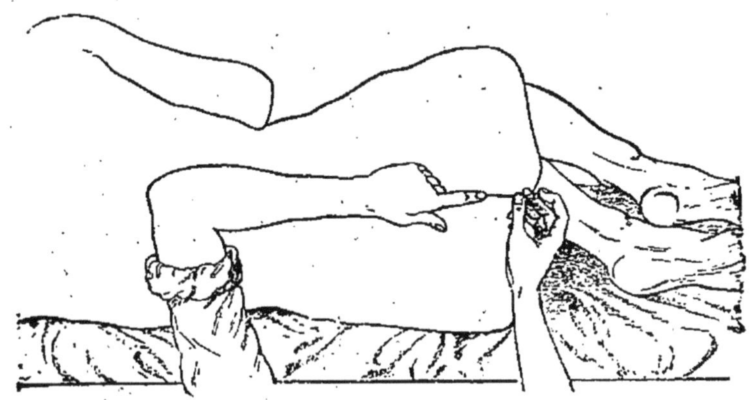

Fig. 6. — Position pour injection épidurale (Cathelin).

abdominale sur le plan du lit (en chien de fusil) (fig. 5) et du côté douloureux.

2° *Points de repère.* — Au nombre de trois : deux constants : les *cinquièmes tubercules sacrés postéro-internes* (et non les cornes du sacrum) ; un inconstant, *sommet de la dernière apophyse épineuse sacrée*, située entre les deux premiers et au-dessus.

L'ensemble de ces trois points dessine une ligne brisée, ouverte en bas, en forme de Ո ou de Λ, triangle qui mesure environ 1 centimètre de largeur sur 2 de hauteur, et qui représente l'*ouverture postéro-inférieure* du canal sacré.

Lieu d'élection de la ponction. — Ni trop haut, ni trop bas; mais vers *le sommet du* V *ou de l'*U *sacré, à peu près au milieu et un peu au-dessus de la ligne qui réunit ce sommet à la ligne transversale*

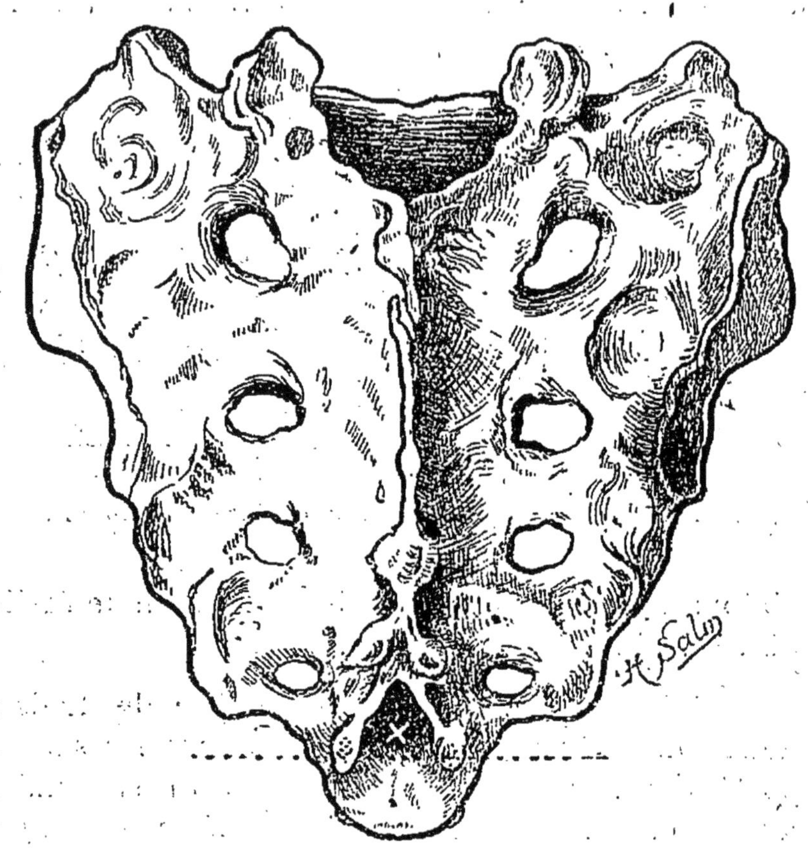

Fig. 7. — Points de repère pour les injections épidurales (Cathelin).

bi-tuberculeuse, reliant les quatre tubercules sacrés postéro-inférieurs (fig. 6).

On conduira donc l'aiguille *sous la pulpe de l'index gauche placé au sommet du triangle.*

Ponction (fig. 7 et 8). — Trois temps :

1er temps : Tenir l'aiguille légèrement oblique à

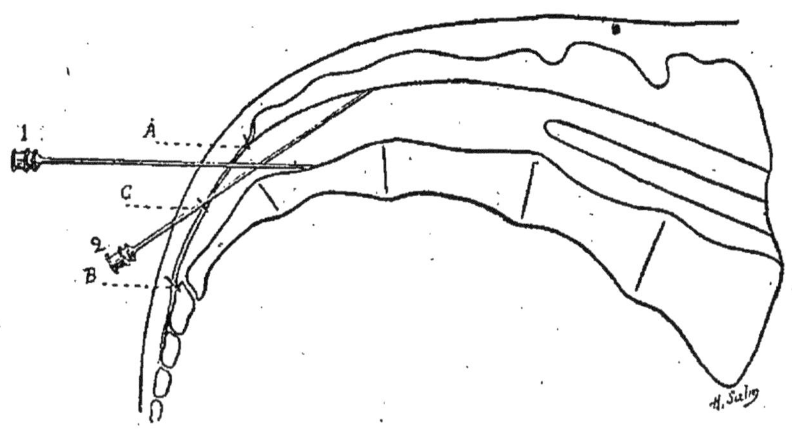

Fig. 8. — Mauvaise direction de l'aiguille (Cathelin).

20° ; perforation du ligament (sensation de mem-

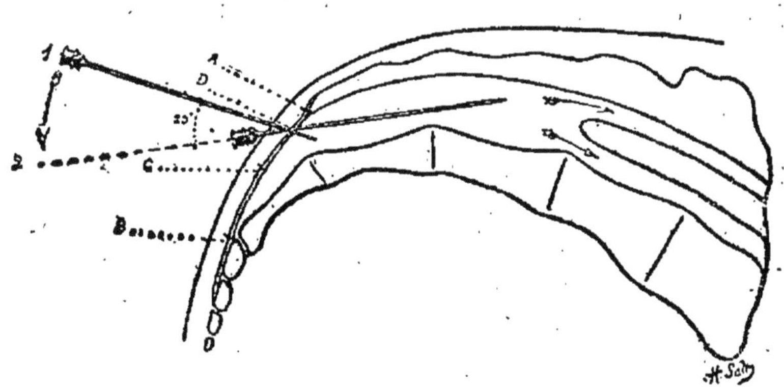

Fig. 9. — Bonne direction de l'aiguille (Cathelin).

brane perforée tendue comme une peau de tambour).

2e temps : Relever l'aiguille, en abaissant le pavillon dans la région du canal sacré.

3e temps : Pousser droit dans le plan médian, dans la direction du canal sacré, *sans jamais forcer*, toute la longueur de l'aiguille.

Parfois l'aiguille bute à 2 ou 3 centimètres, sur une saillie osseuse de la troisième vertèbre sacrée (fig. 8) ; dans ce cas : retirer l'aiguille de quelques millimètres, appuyer fortement sur elle avec la pulpe de l'index gauche, au niveau du ligament et pousser doucement de l'index droit.

Chez l'enfant, même facilité ; triangle osseux plus haut. Ne pénétrer qu'à 4 centimètres de profondeur seulement ; au besoin, insensibilisation locale par une injection de 1 centigramme de cocaïne (Marqués, de Rennes).

Injection. — L'injection doit se faire lentement.

Solution injectée. — *Anesthésiques* :

N° 1. Chlorhydrate de cocaïne.......... 1 gramme.
Eau distillée stérilisée............ 100 grammes.

Solution à employer toujours bien stérile, dans un flacon non en vidange.

La dose est de 1 à 4 centimètres cubes, selon les cas.

N° 2. Huile cocaïnée (Brissaud).

N° 3. Gaïacol cristallisé................ 6 grammes.
Orthoforme........................ 0gr,50
Acide benzoïque........................ 8gr,365
Huile d'amandes douces stérilisée à 120°.................... Q. S. pour 60 cent. cubes.
(Colleville, de Reims).

Au besoin :

Chloral..........	2 p. 100	Alcool camphré..	en nature
Bromure.........	4 —	Aconitine........	0,1 p. 100
Eucaïne (Legueu).	1 —	Sulfate d'atropine.	1 —
Antipyrine (Albarran)...........	5 —	Acoïne..........	1 —
		Dionine.........	2. —

Autres médicaments. — Sels de mercure, cyanure, benzoate.

Solution saline. — Sérum artificiel ou solution de chlorure de sodium à 7 gr. 50 pour 1 000.

Dose. — De 5 à 30 centimètres cubes, selon les cas.

Mode d'action. — Avec le sérum, surtout *action mécanique*, par le choc produit sur les dernières racines médullaires avec répercussion sur les centres médullaires correspondants : ano-spinal, vésico-spinal, génito-spinal, d'où *inhibition*.

Avec les substances médicamenteuses, en plus *action propre au médicament*, dont l'injection dans l'espace épidural favorise l'absorption.

Indications. — 1° *Crises douloureuses*, avec l'emploi d'analgésiques, cocaïne ou autres : *sciatique*, *névralgies lombaires*, *lumbago*, *arthralgies inflammatoires* ou *tabétiques*, *névralgie intercostale*, *zona*, *viscéralgies abdominales simples* ou *tabétiques*, *colique saturnine céphalée syphilitique*.

Affections douloureuses des organes génito-urinaires : *cystites blennorragiques*, *tuberculeuses*, *urétrites*, *carcinomes prostatiques* et *pelviens*.

2° *Parésies génito-urinaires*, avec l'emploi de solution saline seule ; *incontinence d'urine*, incontinence nocturne infantile, incontinence nocturne et diurne infantile, incontinence par obstacle mécanique; fausses incontinences d'urine : *polliakiurie* psychopathique et envies impérieuses, *pollutions nocturnes*, *impuissance*, chez les *faux urinaires.*

3° *Mal de Pott* (Mauclaire), injections d'huile iodoformée.

4° *Myélite syphilitique* (Cathelin; Schachmann),

2° Rachicentèse ou ponction lombaire.

Avant toute ponction lombaire, *laisser les malades au lit durant vingt-quatre heures* (Minet et Levaix).

Manuel opératoire. — *Position.* — Sujet assis, le dos courbé, immobile, ou décubitus latéral, tête non soulevée, souvent de préférence (Minet et Levaix).

Lieu d'élection. — Point *immédiatement au-dessus et un peu en dehors du bord supérieur de l'apophyse épineuse de la 4e vertèbre lombaire.*

On peut aussi, comme Chipault, opérer la ponction lombo-sacrée entre la 5e lombaire et la 1re sacrée.

1° Chercher avec le doigt le petit tubercule situé à la partie supérieure de la pointe de cette apophyse.

Une ligne transversale, tangente aux sommets des crêtes iliaques, coupe l'apophyse de la 4e vertèbre lombaire.

Avec l'index gauche, suivre la crête de cette apophyse jusqu'à son angle inférieur; l'espace intervertébral entre la 4e et la 5e lombaire se trouve immédiatement au-dessous.

2° Se placer à gauche du sujet, en laissant l'index gauche en place. De la main droite, saisir l'aiguille comme une plume à écrire ; commander au malade de ne pas se redresser. Glisser l'aiguille le long du bord du doigt, c'est-à-dire à 1/2 ou à 1 centimètre de la ligne médiane, perpendiculairement à la peau.

3° Premier point d'arrêt au milieu du ligament jaune, enfoncer alors de 2 à 3 millimètres.

Chez un sujet adulte maigre, la profondeur totale mesure 5 centimètres et demi (Waquet [1]).

4° Retirer le mandrin. Il doit couler du liquide ; sinon, réintroduire le mandrin, mais *ne pas pousser davantage.*

Ne pas aspirer.

5° Laisser couler la quantité voulue.

Après toute ponction lombaire, *laisser les malades au lit, dans le décubitus dorsal, la tête également non surélevée, pendant quarante-huit heures* (Minet et Levaix).

Doses. — Retirer quelques centimètres cubes, 4 à 5 et jusqu'à 15, même 100 grammes. Répéter au besoin tous les trois jours, tous les jours, même quantité.

4 à 8 centimètres cubes seulement, par crainte d'accidents (Minet et Levaix).

Résultats. — Diminution ou disparition des symptômes douloureux, céphalée, ou des autres symptômes encéphalo-médullaires, vertiges, spasmes, signe de Kernig, coma.

---

[1] WAQUET, La ponction lombaire (*Journ. des praticiens*, 17 avril 1909).

Du côté du liquide céphalo-rachidien : 1° la tension intrarachidienne, lorsque la maladie doit s'acheminer vers la guérison, diminue plus ou moins de ponction à ponction; s'échappant en jet au début, elle en vient à ne plus couler que goutte à goutte, indice que sa production exagérée 'est enrayée.

2° La nature même de ce liquide céphalo-rachidien, dans les cas de méningites, en particulier, change de ponction en ponction. Quelquefois plus ou moins franchement purulent au début, chargé de polynucléaires, le liquide s'éclaircit, cesse d'être albumineux, et les polynucléaires se raréfient usqu'à disparaître. Le nombre des méningocoques diminue, puis tout microorganisme disparaît.

On a observé de la congestion méningée intense prédominant à la région de l'injection et irradiant en s'atténuant vers la région cervicale. Infiltration lympho-polynucléaire surtout au niveau des vaisseaux spinaux postérieurs.

La ponction lombaire fait à la fois office d'agent de traitement et de signe pronostique.

Indications. — *Ataxie, céphalée syphilitique, méningites*, ponctions répétées associées aux bains chauds, auxinjections de sérum (A. Netter), *myélite paralysie agitante*, *sciatique*, *vertige auriculaire* (Babinski), *tétanie*, *éclampsie* (Audebert et Fournier[1]), *coqueluche*, dans les accès éclamptiques

---

[1] Audebert et Fournier, Traitement des convulsions éclamptiques par la ponction lombaire (*Société d'obstétrique, de gynécologie et de pédiatrie*, 15 avril 1907).

Sicard et Salin, Histologie des méningites aseptiques pro-

(Bartolotti, Eckert[1]) qui résultent d'œdème cérébral, retirer 5 à 15 centimètres cubes selon l'âge, suivie d'affusions froides pour sortir l'enfant de son état comateux.

Amaurose[2] et tous les symptômes d'hypertension du liquide céphalo-rachidien.

Psychoses organiques ou fonctionnelles[3].

Contre-indications. — *Tumeur cérébrale.*

1° Chez tout malade soupçonné de néoplasie cérébrale, chez lequel les troubles fonctionnels, céphalée, nausées, vertiges, s'exagèrent notablement par le décubitus horizontal (Sicard).

2° Chez tout malade soupçonné de néoplasie cérébrale, chez lequel les troubles fonctionnels ne sont pas trop accentués, ou cèdent à une thérapeutique palliative. Ne pratiquer la ponction que dans les cas où ces troubles, ne cédant à aucun traitement symptomatique, rendent véritablement intolérable la vie du malade.

Au cas de néoplasie cérébrale avérée, ces principes seront encore plus strictement appliqués :

---

voquées par les injections sous-arachnoïdiennes lombaires chez l'homme (*Société de neurologie*, 30 juin 1910).

[1] ECKERT, La ponction lombaire contre l'éclampsie dans la coqueluche (*Münchner med. Wochenschrift*, 3 août 1909).

[2] F. WIDAL, E. JOLTRAIN et A. WEIL, Amaurose subite au cours d'une fièvre typhoïde. Œdème de la papille. Hypertension du liquide céphalo-rachidien. Guérison rapide après ponction lombaire (*Société médicale des hôpitaux*, juillet 1909).

[3] ROUBINOWITCH et PAILLARD, Influence de la ponction lombaire sur la tension artérielle et la fréquence du pouls dans les diverses psychoses organiques ou fonctionnelles (*Société de biologie*, 19 février 1910).

1° Avant la ponction, repos horizontal au lit, la tête non surélevée, pendant quarante-huit heures.

2° Ne ponctionner qu'en décubitus latéral, la tête légèrement abaissée, dans une sorte de position à la Trendelenburg, que l'on obtient facilement à l'aide de supports glissés sous les pieds antérieurs du lit.

3° Après la ponction, garder cette position, avec tête légèrement plus basse, durant douze ou vingt-quatre heures ; puis, repos horizontal absolu, toujours au lit, durant quarante-huit heures, la tête non surélevée (J. Minet et F. Levaix [1]).

3° Ponction sphénoïdale.

Au lieu de ponctionner à la région sacrée, tout en bas, on a proposé [2] de faire l'opération tout en haut, au crâne, à la fente sphénoïdale (fig. 10).

Cette méthode :

1° Permet d'agir directement sur les méninges de la base ;

2° Facilite l'action combinée sur la masse du liquide céphalo-rachidien en association avec la ponction lombaire.

Technique. — Point d'élection. — Extrémité effilée de la fente sphénoïdale dans sa partie la plus externe (fig. 10).

Instrument. — Canule ordinaire, avec trocart mousse.

---

[1] Jean Minet et F. Levaix, La mort suite de ponction lombaire (*Écho médical du Nord*, 1909).

[2] Bériel, La ponction des espaces sous-arachnoïdiens cérébraux par la fente sphénoïdale (*Lyon chirurgical*, 1er août 1909).

OPÉRATION. — *1er temps.* — Ponctionner la peau

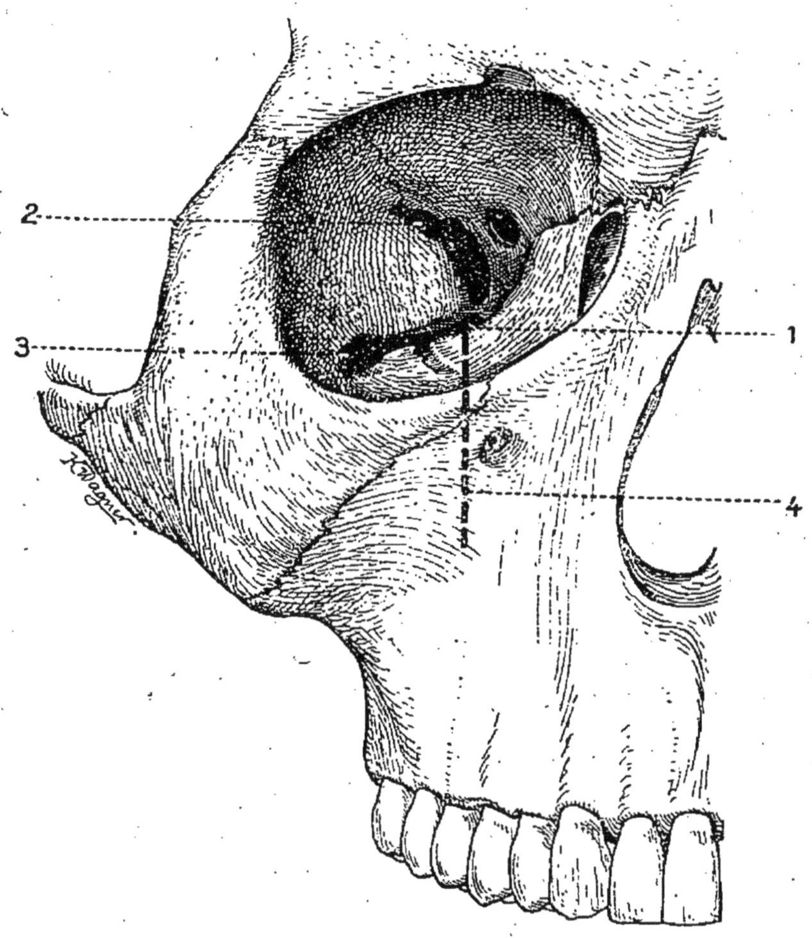

Fig. 10. — Région orbitaire.

1, trou grand rond; 2, fente sphénoïdale; 3, fente sphéno-maxillaire; 4, projection sur le plan de la figure de la fente ptérygo-maxillaire invisible.

avec le trocart effilé le long de l'arcade sourcilière, en un point situé à *quelques millimètres en dehors de l'encoche sus-orbitaire*, à 1 centimètre au-dessus de la saillie externe de l'apophyse montante de l'os malaire.

2e *temps*. — Remplacer le trocart effilé par le mousse, enfoncer vers le haut en sentant de temps en temps le contact de l'os.

Au niveau de la fente sphénoïdale, s'assurer qu'on est bien à la partie la plus externe, et pour cela porter le trocart en dehors.

3° Enfoncer de quelques millimètres. On sent la résistance de la membrane fibreuse. Le liquide coule dès qu'on retire le trocart.

4° Après ponction, retirer rapidement la canule.

Accidents.—Blessure des rameaux nerveux frontal ou lacrymal, du toit de l'orbite, ouverture du sinus veineux sphénoïdal, hémorragie orbitaire.

Indications spéciales. — *Méningites, hydrocéphalie.*

4° Drainage.

Principe de la méthode. — De même qu'après incision et section des ligaments jaunes, de la dure-mère, ouverture de la cavité sous-arachnoïdienne (méningotomie), on a parfois placé un drain[1], on peut faire une ponction en laissant à demeure une canule[2].

---

[1] WICART, Le drainage lombaire du liquide céphalo-rachidien en état d'infection (*Le Médecin praticien*, t. V, n° 28, 13 juillet 1909, p. 437).

[2] G. LEFILATRE et G. ROSENTHAL, Le drainage lombaire du liquide céphalo-rachidien. Sa technique (*Société de l'internat des hôpitaux de Paris*, 23 avril 1909). — Indications générales (*Société de médecine de Paris*, 11 juin 1909. *Bulletin* du 26 juin 1909).

Instrumentation et technique. — A. PIÈCES DE PONCTION. — Canule lombaire de 7 centimètres et demi pour les enfants et de 12 centimètres et demi pour les adultes, munie d'un introducteur se vissant sur un manche-étui.

B. PIÈCES DE FIXATION. — 1° Plaque de fixation avec deux œillets latéraux, et portant au centre une ouverture avec pas de vis qui laisse passer la canule.

2° Un écrou de serrage fixe la canule sur la plaque.

3° Un obturateur métallique permet de fermer l'ouverture de la canule sur une pastille de caoutchouc.

S'il y a indication d'un écoulement continu, on met un pansement sous l'obturateur et le liquide s'y épanche.

Indications. — Tous les cas d'*hypertension rachidienne* nécessitant des ponctions répétées : *tumeurs cérébrales*, *hydrocéphalie*, *insolation*, *suppuration intrarachidienne*, *méningites pneumococciques*.

5° Injection intrarachidienne.

Nature des médicaments. — Jusqu'ici on n'a guère utilisé que l'iodure, le collargol, le sulfate de magnésie et le sérum antiméningococcique.

Indications.— *Méningites* [Voy. *Collargol* et *Sérum antiméningococcique*; *Colloïdale* (*Médication*)].

RADIOACTIVE (MÉDICATION), RADIUMTHERAPIE [1].

Le Radium, découvert par M. et Mme Curie, a d'abord été expérimenté dans les cas où les rayons Roentgen avaient déjà été employés avec ou sans succès. Depuis quelque temps on substitue au radium, le mésothorium et le thorium X et D, beaucoup moins chers.

On utilise les propriétés physiques de son *rayonnement* et on l'emploie aussi en *pharmacologie.*

1° **En applications externes.** — Rayonnement.

Principe de la méthode. — Les corps possesseurs de radioactivité, sels d'uranium, de pollonium et d'actinium et principalement sels de radium, de mésothorium et de thorium X, thorium D, peuvent déterminer des réactions cutanées, érythèmes, phlyctènes et même des plaies et ulcérations diverses assez analogues aux effets des rayons X.

De là l'idée d'utiliser la radioactivité en thérapeutique, les sels de radium représentant « l'édition de poche de l'ampoule de Röntgen » (H. Lebon).

Les corps radioactifs émettent des radiations douées de propriétés particulières, et que, pour cette raison, on désigne depuis Rutherford par les lettres α, β, γ.

---

[1] L. Wickham et Degrais, Radiumthérapie, instrumentation, technique. Traitement des cancers, chéloïdes, nævi, lupus, eczémas, applications gynécologiques. Préface du professeur A. Fournier, Paris, 2e *édition*, 1911 (J.-B. Baillière et fils).

On peut séparer ces radiations par l'action du champ magnétique[1].

Mode d'action. — Sous l'influence du radium, les cellules reprennent leur état embryonnaire (Dominici), sans altération inflammatoire. Il y a aussi obturation vasculaire.

Ce processus peut expliquer la régression des tissus de néoformation épithéliaux ou vasculaires.

Nature de l'agent médicamenteux et mode d'administration. — Le traitement consiste en application de sels de radium contenus dans des *boîtes métalliques à écran* (Armet de Lisle), de *sels collés* sur une plaque métallique au moyen d'un vernis (Danne), de *toiles imprégnées* de sels radifères à forte activité, de simples tissus dans lesquels le radium est fixé (Jaboin), ou encore de *tubes* métalliques renfermant ce radium (Dominici).

Ces divers dispositifs constituent des appareils qui sont définis en *surface*, en *poids* et en *activité*. Un appareil d'activité 100.000, par exemple, est celui dans lequel chaque *centimètre carré* contient 1 *centigramme* de sel de radium d'*activité* 100 000. L'activité est donnée par rapport à celle de l'uranium métallique pris pour unité, si bien que le bromure de radium pur a pour activité 2 millions. Les tubes sont définis par le poids et l'activité des sels radifères employés. Mais il convient en-

---

[1] Pour le détail, voy. H. LEBON, Traitement des épithéliomes cutanés par les méthodes nouvelles (*Annales de thérapeutique dermatologique et syphiligraphique et de prophylaxie vénérienne*, n° 21, t. VII, 5 novembre 1907).

core de mesurer le rendement des appareils en différents rayons.

Dominici emploie les rayons γ et quelques β particulièrement *durs* dans la méthode qu'il a dénommée celle des rayons *ultra-pénétrants*. Wickham a recours aussi à différents *filtrages* et également à la méthode dite des *feux croisés* dans laquelle il peut agir en profondeur sans altérer la surface avec de fortes intensités radioactives. Les tubes se placent dans l'intérieur des cavités ou tumeurs.

Des trois sortes de rayons α, β, γ, les premiers sont peu pénétrants; les β le sont davantage et les γ le sont beaucoup.

On intercepte ces rayons par des écrans métalliques plus ou moins épais. Les rayons α se laissent arrêter par une feuille mince d'aluminium, alors que les γ peuvent traverser jusqu'à 7 centimètres de plomb.

Pour les lésions superficielles on peut faire les applications de radium ou de mésothorium sans filtration; pour les lésions profondes, le filtre de plomb ne laisse passer que les rayons pénétrants durs β et γ et retient les rayons α et les rayons mous β qui lèsent la peau.

On peut ainsi laisser agir les rayons radifères susceptibles de pénétration, sans redouter des accidents dans les couches superficielles de la peau.

L'irradiation peut durer deux à trois heures sans inconvénient avec les appareils ordinaires.

Le tissu malade absorbe les radiations dans la proportion de 66 p. 100, au lieu de 31,47 p. 100 dans les régions normales.

Plus la lésion à atteindre est profonde, plus le filtre doit être fort.

Résultats. — Par la méthode des sels collés, apparaît au bout d'un temps variant de quelques minutes à plusieurs heures, suivant la force de l'appareil, un érythème, puis quelques jours après, une érosion qui se revêt d'une croûte.

En général, du 15e au 30e jour, la croûte tombe. Puis la réparation donne lieu à un tissu lisse, souple, uni, ne différant de la peau normale que par le manque de granité et une coloration plus claire, plus blanche.

Ces résultats varient avec l'intensité de la source radifère et le temps d'application, ce qui permet de doser en quelque sorte l'action thérapeutique.

Point important en pratique : les applications radiumthérapiques se passent sans douleur. Cette propriété permet de pouvoir faire le traitement pendant la nuit, ce qui en facilite l'emploi chez les jeunes enfants. On peut aussi, grâce à cette absence de douleur, traiter de larges surfaces à la fois.

Indications. — *Acné* [1], *épithéliomas* cutanés (Danlos), *cicatrices* [2], *kéloïdes* diverses, *nævi* vasculaires, *eczémas* rebelles, *prurigo*, *névrodermites*, *psoriasis*, *cancers profonds* [3].

---

[1] Barcat, La radiumthérapie de l'acné sébacée concrète ou kératome sénile (*Presse médicale*, 21 août 1909).

[2] Wickham et Degrais, Traitement des nævi vasculaires par le radium (*Académie de médecine*, 8 octobre 1907).

[3] Guisez, Radiumthérapie du cancer de l'œsophage (*Société médicale des hôpitaux*, 2 avril 1909). — Dominici, Du traitement des cancers profonds inopérables par le rayonnement ultra-pénétrant du radium (*Académie de médecine*, 15 juin 1909).

2° **A l'intérieur ; pharmacologie.**

Le radium a été introduit par Jaboin dans la pharmacologie [1].

Les *médicaments radioactivés* ou chargés d'émanation de radium sans contenir le corps lui-même perdent rapidement leurs propriétés.

Les *médicaments radifères* contiennent réellement du radium dosé en poids, en microgrammes de sel pur (millième du milligramme).

Injections intratumorales et intraveineuses [2]. — Dans l'intérieur des tumeurs on injecte en différents points la solution de thorium X non diluée.

Par voie sous-cutanée, on dilue la solution de sorte qu'elle contienne 1 000 000 d'unités Mache et 1 000 unités électro-statiques dans 10 parties de sérum physiologique [3].

Mode d'action. — Améliorations et parfois régression de certaines tumeurs, *action analgésique* très nette, *abaissement notable*, au moins temporaire, de la *température*, *stimulation de l'hématopoièse* sans occasionner de pléthore, *stimulation du système nerveux* et *relèvement de l'état général* (Dominici [4], Chevrier) [5].

---

[1] JABOIN, Pharmacologie du Radium. (*Soc. médico-chirurgicale*, novembre 1906. *Bulletin des docteurs en pharmacie*, octobre 1906).

[2] KAFEMANN (Königsberg), Le traitement non chirurgical du cancer (*Medizinische Klinik*, t. IX n° 5, février 1913).

[3] WICKHAM et DEGRAIS, Le radium dans le traitement du cancer, 1913.

[4] DOMINICI, *Presse médicale*, 16 mars 1910.

[5] CHEVRIER, *Presse médicale*, 18 décembre 1909. *Tribune médicale*, 19 mars 1910. *Progrès médical*, 2 avril 1910.

Innocuité absolue de l'absorption du radium aux doses médicamenteuses (Dominici, Wickham et Degrais [1], Jaboin, Renon, Chevrier). Il s'élimine très facilement et sans inconvénient (Jaboin et Beaudoin) [2]. Pour éviter une élimination trop rapide, on est souvent obligé de le fixer dans l'organisme où il peut séjourner très longtemps sans inconvénient (Dominici, Prof. Petit, d'Alfort, Jaboin [3], Faure-Beaulieu).

En résumé, le radium à petites doses produit des effets excitants, à hautes doses, des effets sidérants et nécrosants.

Nature de l'agent médicamenteux et mode d'administration. — Les médicaments radifères se divisent en deux catégories :

1° Ceux dans lesquels le radium agit exclusivement par son rayonnement et son émanation, comme dans les injections à doses massives, les pommades, etc., dans l'ionisation [4];

2° Ceux dans lesquels le radium agit pour communiquer les propriétés radioactives à d'autres produits médicamenteux, tels sont la quinine radifère, les poudres radifères, les ferments de la digestion, etc.

Jaboin obtient les injections de *Radium insoluble* par précipitation dissoute dans un soluté isoto-

---

[1] Wickham et Degrais, *Soc. de dermatologie*, 8 novembre 1909.

[2] Jaboin et Beaudoin, *Soc. de pharmacie de Paris*, 29 juillet 1903.

[3] Dominici, Petit et Jaboin, *Académie des sciences*, 7 mars 1910.

[4] Laquerrière, Applications des sels de radium à la gynécologie (*Acad. des sc.*, 1er avril 1912).

nique; elles ne sont pas acides; par suite, l'injection n'est pas douloureuse. Les particules du radium sont très fines, et l'on n'a jamais à craindre d'*embolies*.

Ces injections sont pratiquées : pour les *tumeurs* et les *lésions inflammatoires*, dans les *interstices des tissus* de la région malade; pour la *méningite tuberculeuse*, dans le *canal rachidien*; pour la *tuberculose pulmonaire* et les *états infectieux généraux*, en *injections intraveineuses* dans le *système nerveux*, ou tout simplement en *injections hypodermiques simples*.

L'association du radium aux médicaments divers ayant pour but d'augmenter leur efficacité, ces médicaments s'administrent comme leurs analogues non radioactifs.

Résultats et Indications. — Les injections de sulfate de radium augmentent le nombre de globules rouges, aident à la résistance de l'organisme et facilitent les décharges uriques. Elles sont indiquées dans l'*anémie* (1, 5, 10 et 20 microgrammes). Elles rendent des services dans les *rhumatismes blennorragiques* et l'arthrite, et activent la *cicatrisation* des plaies (Chevrier) [1].

Dans certaines maladies infectieuses comme les *pneumonies, bronchopneumonies, endocardites, fièvres typhoïdes, septicémies diverses* (5, 10 à 20 microgrammes) Renon et Marre [2]. Comme analgésique, elles font disparaître et atténuent les douleurs, par exemple dans les tumeurs, névralgies et rhu-

---

[1] CHEVRIER, *Gazette des hôpitaux*, 17 et 19 mai 1910.

[2] RENON et MARRE, *Journal des praticiens*, 2 avril 1910.

matismes (5, 10 à 20 microgrammes) (Dominici).

Le radium a été introduit dans l'organisme par l'ionisation (Haret, Danne et Jaboin)[1], à la dose de 10 microgrammes dans une solution susceptible d'imbiber l'électrode positive. Haret a démontré qu'on obtient une action sédative manifeste sur certaines tumeurs.

Les ferments digestifs voient augmenter leur action sous l'influence d'une faible quantité de radium (1 dixième de microgramme).

La quinine radifère, expérimentée en particulier à Madagascar, a vu ses propriétés très augmentées (Le Pileur, prof. Rigaud).

L'eau radifère aurait une propriété bactéricide, ce qui explique l'addition du radium à certains antiseptiques.

Contre-indication. — *Tuberculose*[2], les sels de thorium et d'uranium exaltant les cultures microbiennes.

BOUES RADIFÈRES.

On a utilisé aussi des *boues radioactives*[3] extraites des minerais non siliceux d'urane. Elles ont l'aspect d'une pâte rouge brun et contiennent avec du fer et de l'alumine des traces infimes de radium, de pollonium et même d'actinium, avec radiations en majorité de la variété α.

---

[1] HARET, DANNE et JABOIN, *Académie des sciences*. 20 mars 1911. Rapport du Dr BÉCLÈRE, *Académie de médecine*, 16 mai 1911.

[2] P. BECQUEREL, *Acad. des sc.*, 13 janvier 1913.

[3] CHEVRIER, Traitement du rhumatisme blennorragique par les injections intraarticulaires ou périarticulaires de sels insolubles de radium (*Gazette des hôpitaux*, 17 et 19 mars 1910).

Mode d'emploi. — Étendre avec une spatule une couche sur les parties douloureuses, recouvrir d'une compresse, de taffetas gommé et d'ouate. Retenir par une bande de gaze.

Renouveler toutes les vingt-quatre heures.

Quelquefois érythème consécutif. Poudrez alors à l'amidon, à l'oxyde de zinc, au talc.

Indications. — *Rhumatisme blennorragique.*

RADIOTHÉRAPIE.

Nature de l'agent thérapeutique. — Les rayons X[1].

Mode d'administration, technique. — Appareil de radiographie et de radioscopie avec la précaution : 1° pour supprimer le champ magnétique, de garnir l'ampoule d'un anneau d'aluminium, relié au sol par un fil ou une chaîne aboutissant à un poids de métal; 2° pour avoir le rayon parallèle, d'interposer un écran de plomb percé d'un trou suffisant.

Pour doser la quantité des rayons, interposer un quantitomètre.

Tube de 25 centimètres, à 10 centimètres de la région malade.

Séance de cinq minutes, puis quinze minutes, jusqu'à une demi-heure.

Faire une quinzaine à une vingtaine de séances, jusqu'à la production de dermatite ; sinon, arrêter, puis reprendre.

---

[1] Voir : L. Regnier, Radiographie et radioscopie organiques. — Radiothérapie et photothérapie (*Les Actualités médicales*). — Kocher, Précis de radiologie médicale. — P. Oudin et A. Zimmern. Radiothérapie. Roentgenthérapie. Radiumthérapie. Photothérapie, 1913 (*Bibl. Gilbert et Carnol*).

Mode d'action. — Action intime sur les tissus, sur la peau, accumulation de pigment dans les couches superficielles du chorion, tuméfaction des fibres collagènes avec dégénérescence basophile.

Action dépilante très énergique, précédée d'albinisme.

Action analgésiante.

Leucocytose portant sur les leucocytes prédominant dans le sang de l'individu, éosinophilie, polynucléose, neutrophilie, selon les cas [1].

Actions locales sur les organes génitaux :

Testicule : Disparition de la glande à sécrétion externe (glande séminale).

Conservation de la glande à sécrétion interne (glande interstitielle).

Ovaire : Disparition de la glande à sécrétion externe (glande sexuelle).

Disparition de la glande à sécrétion interne (corps jaune).

Répercussion fonctionnelle :

Testicule : Perte du pouvoir fécondant.

Conservation de l'activité génitale et des caractères sexuels.

Ovaire : Perte de la fécondité.

Apparition de tous les signes qui suivent la castration [2].

Effets. — Dermatite, suivie de modifications curatives.

---

[1] Ch. Aubertin et L. Giroux, Action des rayons X sur les éosinophiles (*Presse médicale*, 13 juille 1912).

[2] P. Ancel et P. Bouin, Rayons X et glandes génitales (*Presse médicale*, 10 avril 1907, n° 29, p. 228).

Accidents. — L'application thérapeutique des rayons X peut comporter des accidents.

En premier lieu, on observe des dermites profondes, pouvant entraîner des sphacèles, se séparant difficilement et pouvant exceptionnellement entraîner la mort.

Lors d'applications sur la tête contre la teigne, on peut voir naître des cicatrices parfois durables; mais la production de cicatrices ne doit pas se confondre avec la simple dépilation avec érythème plus ou moins intense qu'on peut observer [1] à la suite de l'application des rayons X sur le cuir chevelu des peladiques.

Résultats. — Dans le lupus, sur 15 cas de lupus vulgaire, 12 guérisons, 2 insuccès, 1 récidive [2].

Indications. — 1° *Action modificatrice sur les tissus :* Dermatoses, *Lupus* (Schiff et Freund) *sycosis, favus, teignes trichophytiques* (Sabouraud), *pelade, onychomycoses* (Pellizzari), *hypertrichose, eczéma* (F. Holland), *cancer* de l'estomac [Lemoine et Doumer (de Lille)], *cancroïdes, éléphantiasis* (Sorel), *tuberculoses, rhumatismes, arthrites suppurées.*

2° *Action générale sur la nutrition :* diabète, leucémie, splénomégalie [3].

---

[1] HALLOPEAU et LASNIER, Conséquences fâcheuses de la radiothérapie chez un enfant atteint de teigne (*Société de dermatologie et de syphiligraphie*, 8 avril 1907).

[2] E. BENDER, Zur Röntgentherapie der Alopecia areata (*Dermatologische Zeitschrift*, t. XIII, p. 173, 1907).

[3] BÉCLÈRE, Action des rayons Röntgen chez un diabétique atteint de leucémie lymphatique à type splénique pur (*Société méd. des hôp.*, 18 février 1910).

3° *Action analgésiante:* dysphagie de la laryngite tuberculeuse[1].

RECALCIFIANTE (MÉDICATION)[2].

Nature des médicaments, mode d'administration.
1° Évacuation et neutralisation du contenu stomacal, une demi-heure avant chaque repas, simplement par la prise d'un verre d'eau à composition plus ou moins calcaire, qu'on choisira parmi les *eaux bicarbonatées calcaires fortes.*

Parmi celles employées par Ferrier, citons l'eau de Saint-Galmier, l'eau de Pougues ; on peut y joindre, comme plus chargées encore en sels de chaux, Pestrin (Ardèche), Contrexéville, Vittel et surtout Saint-Nectaire.

2° Donner, au milieu ou à la fin du repas, un des cachets suivants :

Carbonate de chaux............ }	ãã 40 centigr.
Phosphate tribasique de chaux. }	
Chlorure de sodium............	35 —

---

[1] GASTON POYET, Dysphagie et rayons X. (*Société de laryngologie, d'otologie et de rhinologie de Paris*, 12 février 1910).

[2] P. FERRIER, La guérison de la tuberculose basée sur l'étude des cas de guérison spontanée, Paris, 1906, et *Société de médecine de Paris*, 28 mai 1909. — L. RENON, Le traitement de la tuberculose par la recalcification suivant la méthode de M. Ferrier (*Société d'études scientifiques sur la tuberculose, Bulletin médical*, n° 83, 20 octobre 1906, p. 924). — M. LETULLE, Le tuberculeux et la méthode recalcifiante de P. Ferrier (*Presse médicale*, 24 mars 1909). — ALB. ROBIN, La déminéralisation organique considérée comme une expression du terrain tuberculisé et probablement aussi du terrain tuberculisable (*Rapport à la Société d'études scientifiques sur la tuberculose*, 11 juin 1909).

ou bien :

Carbonate de chaux............ Phosphate tricalcique..........	} āā 50 centigr.
Magnésie calcinée............... Chlorure de sodium............	} āā 30 —

(Sergent).

Pour un cachet.

Deux ou trois cachets, aux repas.

Ou prendre, par jour, trois paquets composés comme suit (par paquet) :

Carbonate de chaux................	50 centigr.
Phosphate tribasique de chaux....	20 —
Magnésie calcinée................	5 —

3° Au cas d'hypochlorhydrie, donner :

Chlorure de calcium.............	5 grammes.
Eau distillée.....................	100 —

Une cuillerée à café de cette solution dans un verre d'eau de Châtel-Guyon ou de Saint-Galmier.

4° Surveiller le régime de façon qu'il ne s'y introduise pas d'agents de décalcification. Voici les recommandations du Dr Ferrier à ce sujet, et qui représentent le contrepoids de la médication décalcifiante.

Trois repas par jour, pas un de plus.

Interdire : vin, cidre, poiré, bière, alcool, liqueurs de toutes sortes, huiles, acides minéraux et organiques.

Éviter le beurre, les graisses (acides gras) et les sauces, ou tout au moins les remplacer par la crème de lait.

Bannir les mets vinaigrés, citrons, oranges, fromages vieux.

User de pommes de terre, carottes, pois cassés, pâtes, œufs, viandes maigres (300 à 400 grammes par jour), poissons (sauf le maquereau, le hareng et le saumon), fruits cuits, confitures non acides.

Peu de sucre, peu ou pas de pâtisserie.

Pain, 200 à 300 grammes par jour.

Les aliments autres que ceux à composition rentrant dans l'interdiction précédente restent permis.

Avec cette méthode, plus besoin de cure de repos, mais *travailler suivant ses forces* et dormir le mieux possible.

Pour administrer des phosphates assimilables, M. Albert Robin a proposé de faire prendre une *caille rôtie pilée*, pour la manger avec les os.

Voir : *Opothérapie osseuse; associée, osseuse et hépatique.*

Effets. — Rétrocession des phénomènes congestifs, amélioration de l'état pulmonaire, guérison par sclérose et emphysème.

Régularisation de l'appétit.

Cessation de la fièvre.

Indications. — *Tuberculose pulmonaire.*

REMINÉRALISATRICE (MÉDICATION).

Principe de la méthode. — Redonner à l'organisme les sels minéraux qu'il a perdus, *reconstituer l'équilibre du plasma sanguin* (Alb. Robin). Voy. aussi : *Médication recalcifiante.*

Nature des médicaments. — Mettre l'estomac en état, par exemple en donnant, cinq minutes avant le repas :

Sulfate de potasse	5	centigr.
Azotate de potasse	5	—
Bicarbonate de soude	30	—
Poudre d'yeux d'écrevisse	25	—
Poudre d'ipéca	1	—

Pour un cachet. F. S. A. dix cachets semblables.

Puis appliquer le traitement par étapes :

1° *Poudres salines*, dans lesquelles les sels se retrouvent dans les *cendres du sang total*.

Chlorure de sodium	27	grammes
— de potassium	2	—
Phosphate de soude	4	—
— de potasse	2	—
— de chaux	1	—
— de magnésie	1	—
Sulfate de potasse	2	—
Bicarbonate de soude	11	—
Carbonate de fer	1	—
Poudre d'hémoglobine	5	—

Diviser cette quantité en quatre-vingts cachets Prendre deux cachets avant le déjeuner et le dîner, pendant trois semaines à un mois.

2° Administration de fer :

Tartrate ferrico-potassique	10	centigr.
Poudre de rhubarbe	5	—
Magnésie calcinée	5	—
Extrait de quinquina	10	—

Pour une pilule.

Prendre une pilule au commencement du déjeuner et du dîner.

L'addition de la magnésie a pour but de remédier au déficit magnésien constaté dans le sang et dans l'urine de la plupart des anémiques.

Ou bien, pour aller plus vite, associer poudres salines et fer dans la *thériaque minérale* suivante qui facilite l'assimilation :

Chlorure de sodium	15 grammes.
— de potassium	10 —
Phosphate de soude	13 —
— de potasse	6 —
Glycérophosphate de chaux	1 —
— de magnésie	1 —
Sulfate de potasse	1 gr. 50 cgr.
Carbonate de fer	0 gr. 50 —
Poudre d'hémoglobine	2 gr. 50 —
Glycérophosphate de fer	15 grammes.
Jaune d'œuf	15 —
Lactose	10 —
Caséine	5 —
Poudre de fèves de Saint-Ignace	1 —
Poudre de rhubarbe	4 —
	100 grammes.

Mêler très exactement et diviser en cent paquets.

Un paquet avant le déjeuner et un avant le dîner ; augmenter progressivement suivant le degré de la tolérance stomacale, jusqu'au *maximum de six par jour*.

3° Joindre comme régime : jaune d'œuf, viande de bœuf, pois, lentilles, épinards, fraises, aliments les plus ferrugineux.

Enfin, vin de Bourgogne comme base de la boisson; couper avec une eau minérale ferrugineuse, *Renlaigue*, source Rouge de *Saint-Neclaire*, qui renferment aussi du sodium, ou avec de l'eau de *Bussang*, de *Forges* ou de *Spa*.

Indications. — *Anémies plasmatiques* de la *tuberculose*, *phosphaturies*, *hémoglobinuries*, *albuminuries* fonctionnelles, phosphaturiques, dyspeptiques, *anémies*, *chloroses*, *neurasthénies*.

RÉNOVATRICE (MÉDICATION).

Cure de rénovation, de réduction (Guelpa[1]).

Principe de la méthode. — Désencombrer l'organisme de ses déchets et les éliminer.

Nature de la médication. — La méthode de Guelpa comprend deux prescriptions liées intimement.

1° Diète absolue, hydrique, à volonté eau d'Evian, eau bouillie ou tisane, *chaude* de préférence, thé léger, queues de cerises, tilleul.

2° Purgation copieuse, par exemple :

Eau d'Hunyadi Janos.. Une bouteille entière.

Eau de Montmirail ou autres.
A prendre de préférence chaudes.
En général les purgations salines sont préfé-

---

[1] G. Guelpa, Renouvellement des tissus, rajeunissement des fonctions (*Société de médecine de Paris*, 26 décembre 1908, 3 et 8 janvier 1909 ; *Société de thérapeutique*, janvier 1909).

rables, ou, si elles sont mal supportées et si le rein est sensible, il faut se contenter de :

Huile de ricin.............. 40 à 50 grammes.

suivis de près de l'administration d'un litre de tisane.

Renouveler la purgation et continuer la diète hydrique deux, trois ou quatre jours consécutifs.

Répéter cette cure de deux à quatre jours d'abstinence et de purgation trois à quatre fois avec intervalles.

Effets. — 1° Cessation du mal de tête et de l'état saburral.

2° Pas de sensation de faim fausse sensation de faiblesse.

3° Atténuation de la soif.

4° Diminution du poids, 1 kilogramme environ par jour.

5° Abaissement de la pression artérielle.

6° Régularisation du pouls.

7° Diminution et disparition de la flore bactérienne intestinale (Gilbert et Carnot).

8° Augmentation de nombre des hématies et du taux de l'hémoglobine, hématose plus complète.

9° Augmentation des leucocytes avec accroissement surtout des formes jeunes, mononucléaires ; phagocytose meilleure.

10° Diminution des urines et régularisation des rapports entre les divers éléments.

11° Diminution des sueurs.

12° Sommeil plus régulier, en général plus court, réparateur, avec réveil facile et activité de pensée.

13° Réduction de l'aire des principaux viscères, principalement du cœur, du foie.

14° Facilité de la respiration.

15° Diminution de l'effort du cœur.

16° Disparition des endolorissements des jointures, des courbatures musculaires, de la gêne respiratoire.

17° Amélioration de la vision.

Inconvénients. — 1° Très léger état de malaise, comme celui qui précède le mal de mer.

2° Fatigue plus prompte, non douloureuse, mais calmée par le repos horizontal et quelque sommeil.

3° Sensibilité plus grande au froid, d'où l'indication de préférer la saison chaude pour la cure.

4° Quelquefois mal de tête ou courbature, quand la purgation n'a pas donné un résultat complet.

En ce cas :

Pyramidon.......................... 0gr,40 centigr.

Pour deux cachets ; au besoin, deux ou trois cachets dans la journée.

Ou :

Salicylate de soude.......	2 à 3	grammes.
Julep gommeux...........	120	—

Par cuillerées à bouche toutes les deux heures, et *abondantes boissons chaudes*.

Ou bien remettre la cure à un autre moment.

Indications. — Toutes les maladies de *nutrition retardante* de Bouchard : *arthritisme* en général, *rhumatisme*, *sciatique*, *goutte*, *diabète*, *obésité*, *albu-*

minuries en général, albuminuries d'origine cardiaque et d'origine hépatique.

Affections intestinales.

Affections oculaires.

Affections cutanées, eczéma.

Grossesse.

Surmenage.

SÉROTHÉRAPIE EN GÉNÉRAL.

Principe général de la sérothérapie. — L'emploi des sérums thérapeutiques spécifiques se base sur cette notion générale que le sérum d'un sujet qui a reçu naturellement ou artificiellement un microbe donné rend un nouveau sujet, auquel on l'injecte, réfractaire à l'infection spéciale du microbe donné.

On se guide pour l'emploi des sérums sur les réactions opsoniques (pour la pratique de la méthode opsonique, voir notre formulaire des médications nouvelles, éditions 1910, 1911 et 1912).

Préparation générale des sérums. — Pour ne pas répéter à chaque chapitre le mode de préparation, il suffit de savoir qu'on procède d'une façon générale comme suit :

1° Culture pure du microbe spécifique.

2° Atténuations diverses ou même stérilisation de la culture pour servir aux premières injections à l'animal, en général par voie veineuse.

3° Injections successives, plus ou moins éloignées et de plus en plus abondantes selon la réaction, et de plus en plus virulentes, jusqu'à ce que l'animal ne réagisse plus à des doses énormes.

4° Saignée de l'animal et préparation par repos et décantation du sérum thérapeutique, et distribution dans des récipients fermant hermétiquement.

Pour la conservation, on ajoute parfois du camphre ou un antiseptique.

Il n'y a que des variantes à ces principes généraux. Nous n'indiquerons que les différences notables.

AUTOSÉRUM ANTIASCITIQUE.

Nature de l'agent et mode d'administration. Doses. — Liquide ascitique du malade même recueilli aseptiquement. S'assurer par l'inoculation au cobaye de l'absence de bacilles tuberculeux.

Injection intraveineuse de 300 à 500 centimètres cubes [1].

Répéter l'injection cinq ou six fois si besoin.

Résultats. — Absence de reproduction de l'ascite. Amélioration de l'état général.

Indications. — *Cirrhose atrophique du foie avec ascite.*

SÉRUM ANTICANCEREUX.

Sérums d'animaux injectés avec des extraits de tumeurs.

---

[1] Sicard et Galop, Autosérothérapie ascitique par injections massives intraveineuses (*Société médicale des hôpitaux*, 10 février 1911).

Voy. aussi *Opothérapie associée, Vaccination antinéoplasique.*

SERUM ANTICHARBONNEUX (Silavo).

Essayé jusqu'ici exclusivement chez les animaux.

SÉRUM ANTICHOLÉRIQUE (Ransom).

Préparation. — Quatre étapes dans cette préparation :

1° Culture du bacille virgule dans de petits sacs de collodion renfermant de la peptone à 2 p. 100, placés dans le péritoine de cobayes.

A la mort de l'animal, ensemencement d'un des sacs dans la peptone à 2 p. 100 additionnée de 2 p. 100 de gélatine et de 1 p. 100 de miel.

2° Extraction de la toxine cholérique sous forme de substance solide.

3° Inoculation de cette toxine dissoute à l'animal, ou même à l'aide de cultures faibles non filtrées ou filtrées.

4° Recueil du sang de l'animal immunisé, environ au bout de six mois.

Mode d'action. — Neutralisation de la toxine.

Résultats. — Seraient peu supérieurs à ceux du sérum physiologique.

Indications. — *Choléra* [1].

SÉRUM ANTICOQUELUCHEUX (Leuriaux).

Effets. — Atténuation des quintes et raccourcissement de durée de la maladie.

---

[1] Lantieri, Emploi du sérum anticholérique dans le traitement du choléra (*Soc. de méd. milit. française*, 21 mars 1912).

D'après Nobécourt, Variot, on n'a pas de résultats.

Indication. — *Coqueluche.*

Sérum de Bordet et Gengou.

Nature de la préparation. — Culture du coccobacille, agent pathogène de la coqueluche. Injection au cheval. Le sérum de cheval immunisé, agglutine plus que celui des coquelucheux.

Le sérum des coquelucheux est néanmoins très sensibilisateur.

Doses. — 30 centimètres cubes même à de tout jeunes enfants [1]. La quantité ne doit pas être mesurée suivant l'âge.

Injecter d'emblée de fortes doses (Klimenko). Renouveler les injections régulièrement jusqu'à cessation des quintes, tous les quatre ou cinq jours.

Innocuité absolue du sérum, sauf anaphylaxie possible, mais les injections répétées et pas trop éloignées l'évitent.

Résultats. — Amélioration, cessation des quintes, mais au bout d'un certain temps, seulement, parce que le poison coquelucheux, de nature très irritante, a déjà provoqué des lésions.

SÉRUM ANTIDIPHTÉRIQUE.

1° Sérum antidiphtérique antitoxique.

Mode d'emploi. — INJECTIONS SOUS-CUTANÉES à

---

[1] DUTHOIT, Soixante-douze cas de coqueluche traités par le sérum de Bordet-Gengou (*Soc. roy. des Sc. méd. de Bruxelles*, 1er juillet 1911 ; *Ann. et Bull. de la soc.*, t. LXX, n° 7, 1912, p. 378).

l'aide d'une seringue facilement démontable et stérilisable, et d'une contenance d'environ 20 centimètres cubes.

L'antisepsie de la région, paroi de l'abdomen, région interscapulaire, cuisse, étant assurée, la seringue aseptisée par l'ébullition dans l'eau bouillante, on pousse le liquide sous la peau qui se soulève en boule d'œdème.

Si l'on n'avait qu'une seringue de faible capacité, on aurait le désagrément de la recharger à plusieurs reprises, l'aiguille laissée en place.

La seringue est retirée d'un mouvement brusque, un petit tampon d'ouate, agglutiné par la gouttelette de sérum entraînée dans la manœuvre, suffit à obturer le petit orifice.

Le badigeonnage des fausses membranes avec le sérum aurait un résultat favorable (Martin).

INJECTIONS INTRAVEINEUSES. — Elles font gagner six heures sur les injections sous-cutanées ordinaires et quatre heures sur les injections massives ou répétées[1]. Les indications des injections intraveineuses seraient :

1° Les formes malignes de la diphtérie ;

2° Les diphtéries compliquées de bronchopneumonie ou autres ;

3° Les malades *in extremis* ;

4° La toxémie diphtérique prononcée.

INJECTIONS INTRACÉRÉBRALES. — Elles seraient très efficaces, mais peu entrées dans la pratique.

---

[1] L. CRUVEILHIER, De la valeur thérapeutique des injections de sérum dans la diphtérie suivant les doses et la voie de pénétration (*Annales de l'Institut Pasteur*, 1904).

La voie buccale et la voie rectale[1] annulent presque l'action du sérum (Voir : *Sérothérapie paraspécifique*).

2° Sérum antidiphtérique en emploi local[2].

Sérum antidiphtérique................	1 partie.
Solution physiologique de NaCl........	1 à 29 parties.
ou solution phéniquée à 0,50 p. 100...	—

En badigeonnages, gargarismes ou pulvérisations, lavages, appliqués sur le pharynx, dans les fosses nasales (tampons), la trachée, la conjonctive.

Doses du sérum antidiphtérique. — A. *Dose curative :* minima 10 à 20 centimètres cubes, chez l'enfant; mais la pratique se généralise des *hautes doses*; ainsi Deléarde (de Lille) injecte 50 centimètres cubes, même au nourrisson. Donc, *dose massive de suite.*

Répéter l'injection au bout de douze ou vingt-quatre heures, une ou deux fois, puis attendre un peu.

Injecter le plus tôt possible, injecter d'abord une dose forte, injecter sans attendre l'examen bactériologique.

Chez l'adulte, minima 30 à 40 centimètres cubes.

Dans les angines graves, on peut arriver à éviter

---

[1] Lesné et Dreyfus, De l'inefficacité de la sérothérapie par voie rectale (*Soc. de Pédiatrie*, 14 janvier 1913).

[2] Lorey, Traitement de la diphtérie, de la scarlatine et des suppurations secondaires au moyen du sérum antidiphtérique et du sérum simple de cheval *Mediz. Klin.*, 1912, n° 29).

les complications mortelles, syncopes et paralysies, par l'administration de *doses systématiquement élevées, répétées et prolongées*[1], pendant la convalescence.

Doses initiales : 40, 50 et 60 centimètres cubes chez les enfants.

Doses consécutives : De 10 à 20 centimètres cubes, répétées tous les deux jours, tous les jours si besoin, même si la gorge apparaît bien nettoyée, malgré l'apparition d'érythème.

On a injecté ainsi au même enfant plus de 500 centimètres cubes pour un traitement en un mois ou un mois et demi.

Cette méthode intensive n'a pas provoqué d'accident, parfois de l'albuminurie intense, mais passagère, traduisant l'élimination du sérum par l'urine. Pas de phénomène d'anaphylaxie.

La raison de cette pratique réside soit dans la possibilité d'apport nouveau de toxine par les bacilles persistants ou sa mise en liberté, soit par une élimination rapide, anormale de l'antitoxine. L'indication de nouvelles injections de sérum s'impose.

Dans les cas de diphtérie grave, le sérum antidiphtérique peut être *injecté dans les veines.*

B. *Dose prophylactique :* 5 à 10 centimètres cubes selon l'âge.

Lorsqu'il existe une épidémie régnante quelconque

---

[1] H. Méry, B. Weill-Hallé et Parturier, La sérothérapie intensive dans le traitement des angines graves et des paralysies diphtériques (*Bulletin médical*, 1er mai 1909, p. 405).

(grippe, rougeole, scarlatine), augmenter la quantité de sérum injecté (L. Martin[1]).

Donc, *lorsque existe une maladie épidémique régnante*, bien que le sujet n'en semble pas lui-même atteint, il faudra *faire d'emblée les injections de sérum antidiphtérique de 30 et 40 centimètres cubes de sérum* même chez l'enfant ; 60 centimètres cubes chez l'adulte.

Inconvénients et accidents. — A. *Locaux.* — Abcès ou phlegmons évités par une antisepsie rigoureuse de la peau, une asepsie soigneuse des instruments.

B. *Généraux.* — *Fièvre, phénomènes pseudo-méningitiques.* Réaction fébrile, dans quelques cas, agitation et délire, convulsions simulant la méningite, mais qui aboutissent à la guérison.

Troubles cardiaques. — Action dépressive sur le cœur du sérum antitoxique, mais modérée.

Troubles gastro-intestinaux. — Vomissements, diarrhée.

Cette *maladie du sérum* apparaît dans 20 p. 100 des cas, environ huit à douze jours après la première injection et d'autant plus précoce que la première injection est plus récente : urticaire, démangeaisons, fièvre, hypertrophie ganglionnaire, arthralgies, œdèmes, parfois albuminurie.

Plus un individu a reçu d'injections sériques, plus il est prédisposé aux accidents.

---

[1] *L.* Martin, Traitement de la diphtérie (*Société de biologie*, 2 février 1907). — Principales causes de mortalité de la diphtérie depuis la sérothérapie (*Académie de médecine*, 21 avril 1908).

On a publié des cas de morts subites, mais qu'on doit rapporter à d'autres causes qu'à l'injection : shock, hypertrophie du thymus, etc[1].

Arthropathies. — Soit sans fièvre, soit avec fièvre, quelquefois même 40° passés, poussées du côté de diverses articulations, reproduisant parfois le rhumatisme articulaire aigu, mais limité à peu de jointures.

Érythèmes. — Précoces, attribués au liquide injecté; tardifs, dépendant du streptocoque surajouté. Ortiés, scarlatiniformes, morbilliformes, érythème polymorphe, souvent avec mélange d'éléments ortiés ; purpura avec ou sans épistaxis, érysipèle.

Accidents laryngés. — En même temps que l'éruption sérique, on peut voir réapparaître[2] les symptômes de sténose laryngée; ici pas de réapparition de fausses membranes, mais poussée œdémateuse avec spasme glottique, reproduisant la poussée cutanée.

Albuminurie. Néphrites. Anurie.

Le *sérum chauffé* donnerait lieu à bien moins d'accidents.

ANAPHYLAXIE. — L'*anaphylaxie*, ou susceptibilité plus grande du sujet au sérum antidiphtérique,

---

[1] ALFRED MARTINET, Maladie du sérum et mort subite consécutives à l'injection de sérum antitoxique (*Presse médicale*, 4 mai 1910).

[2] ROCAZ et F. CARLE, Réapparition des symptômes laryngés au moment des accidents sériques chez les enfants atteints de croup (*Société de médecine et de chirurgie de Bordeaux*, 12 mars 1909).

créée par une injection antérieure, ne semble guère se vérifier dans la pratique, sauf peut-être, mais sans entraîner de phénomènes graves, chez les sujets atteints d'urticaires post-sériques, chez qui on note de la séro-précipitation, c'est-à-dire que leur sérum précipite *in vitro* par le sérum de cheval [1].

La *baisse de la pression artérielle* est caractéristique [2].

En tout-cas, l'éther, l'alcool (Besredka et Roux) et peut-être le chlorure de baryum (Richet) seraient antianaphylactisants.

Le meilleur serait d'injecter du sérum préventivement [3] dans le rectum ou mieux une dose extrêmement faible sous la peau, 1 cm^3, pas plus, et très dilué [4].

Indications thérapeutiques. — *Diphtérie*, comme *curatif*, ou comme *préventif*.

Chez les enfants *qui viennent d'avoir la diphtérie*, il est prudent, *lorsqu'ils prennent la rougeole ou la scarlatine*, de leur pratiquer une injection de sérum antidiphtérique pour éviter une rechute ou

---

1 B. Weill-Hallé et H. Lemaire, Caractères de l'immunité passive conférée par la sérumthérapie (*Presse médicale*, n° 41, 20 mai 1908).

2 Ch. Richet, Sur le rôle du système nerveux dans les phénomènes de l'anaphylaxie aiguë (*Presse médicale*, 7 avril 1909).

3 Besredka, Du traitement préventif de l'anaphylaxie. L'antianaphylaxie (*XVIe Congrès international de médecine de Budapest*, 29 août-7 sept. 1909). — L'anaphylaxie (*Paris Médical*, 1911).

4 A. Netter, A propos de la vaccination antianaphylactique (*Soc. méd. des hôp.*, 29 mars 1912).

une récidive, dans les agglomérations surtout d'enfants, hôpitaux (services de rougeole, de scarlatine[1]), pensionnats et même dans les familles (Netter, Guinon, Richardière, etc.).

Le sérum antitoxique n'est que le spécifique de la diphtérie vraie à bacille de Löffler.

Maximum d'effet dans les cas traités dès le début, dans les diphtéries non associées. Dans les angines d'emblée toxiques, peu d'activité (Variot).

Action moins efficace dans les diphtéries mixtes (bacille de Löffler et autres microbes).

Inactivité dans les angines pseudo-membraneuses non diphtériques (angines à streptocoques, à staphylocoques, à pneumocoques, etc.).

PARALYSIE DIPHTÉRIQUE. — *Prophylaxie.* — L'application rigoureuse du traitement de la diphtérie par les *injections précoces et copieuses de sérum antidiphtérique* a toutes les chances de diminuer le nombre et la gravité des cas de paralysie diphtérique.

Traitement. — Les paralysies diphtériques comptent deux catégories (Rist) : paralysies résultant de l'action de la toxine, paralysies causées par les corps microbiens eux-mêmes, débarrassés de la toxine. Le sérum n'agit d'une façon générale et pour un temps que comme antitoxique, sans pouvoir sur le microbe lui-même qui continue à vivre[2].

---

[1] BARBIER, BOURDON et PÉLISSIER. Statistique du service de la diphtérie à l'hôpital Hérold ces quatre dernières années (*Soc. méd. des hôp.*, 6 oct. 1908).

[2] J. COMBY, Cinq observations (*Archives de médecine des enfants*, juillet 1904). — Paralysie diphtérique tardive guérie

PARALYSIES TOXIQUES. — *Action curative du sérum antidiphtérique nette sur les paralysies diphtériques toxiques.*

D'où *règle pratique*: Quand, dans le cours d'une diphtérie, on soupçonne l'apparition de quelques phénomènes parétiques, *faire dès le premier soupçon de paralysie diphtérique une injection de sérum antidiphtérique.*

Appelé tardivement, se hâter encore plus *de faire l'injection* à haute dose et la répéter.

Doses. — Chez les enfants, 10 à 20 centimètres cubes (Comby); et répéter l'injection trois, quatre et même six jours de suite.

PARALYSIES MICROBIENNES. — Recourir au sérum antidiphtérique antimicrobien de Louis Martin.

Cliniquement, il est difficile de différencier l'une et l'autre catégorie des paralysies diphtériques; donc, au point de vue pratique, il y aurait avantage à *associer les deux sérums*[1].

---

par le sérum de Roux (*Société de pédiatrie*, avril 1906). — Traitement des paralysies diphtériques par le sérum de Roux (*Société médicale des hôpitaux*, 17 mai 1907). — MOURNIÈRE, 18 cas. Thèse de Paris, 1905. — CHAMBON, *Année médicale de Caen*, mai 1905. — SICARD et BARBÉ, Paralysie diphtérique généralisée progressive traitée par des injections répétées de sérum antidiphtérique, guérison. Absence d'anaphylaxie (*Société médicale des hôpitaux*, 26 nov. 1907). — Traitement sérothérapique dans la diphtérie (*Société médicale des hôpitaux*, 7 mai 1909). — CABANNES (Bordeaux), Paralysie post-diphtérique de la divergence. Son pronostic, son traitement (*Congrès de la société française d'ophtalmologie*, 2-5 mai 1910).

[1] MONGOUR, La thérapeutique générale par le sérum antidiphtérique (*Province médicale*, n° 1, 1909).

AUTRES APPLICATIONS DU SÉRUM ANTIDIPHTÉRIQUE ANTITOXIQUE. — *En dehors de la diphtérie*:

Outre son rôle spécifique, le sérum antidiphtérique possède les propriétés suivantes[1] :

1° Propriété coagulante (hémorragie, hémophylie).

2° Propriété hématopoïétique (*anémies*).

3° Propriété phagocytaire (*infections et intoxications*).

D'où ses diverses indications :

Certaines affections de l'œil, *diphtérie oculaire, conjonctivite granuleuse, ulcère infectieux* (Darier)[2]; du nez, *ozène*.

Asthme (mais on aurait eu des accidents, même mortels[3]), *tétanos, gangrène, coqueluche, pneumonie* (Talamon), lèpre.

Hémorragies (*sérum antihémorragique*), et particulier *hémophilie* (*sérum antihémophilique*).

Mode d'administration : extra et intra.

A la suite d'avulsion dentaire, obturer l'alvéole à l'aide d'un tampon imbibé de sérum antidiphtérique et injection sous-cutanée simultanée de 20 centimètres cubes de sérum (Broca[4]).

Broca a pensé que la protection du sérum antidiphtérique contre les hémorragies des hémo-

---

[1] DOPTER, NETTER, Discussion à la *Société médicale des hôpitaux*, 17 mai 1907.

[2] DARIER, Injections oculaires graves traitées par le sérum antidiphtérique (*Société d'ophtalmologie de Paris*, 2 juillet 1907).

[3] H.-F. GILETTE, Résultats malheureux du sérum antidiphtérique avec étude spéciale de ses relations avec l'asthme (*Therapeutic Gazette*, 15 mars 1909).

[4] BROCA, Traitement des hémorragies par les sérums chez les hémophiliques (*Société de chirurgie*, 13 mars 1907).

philiques opérés levait toute hésitation d'opérer.

Cependant, dans un cas rapporté par le professeur Dahlgren (d'Upsal), un malade, hémophilique familial, succomba d'hémorragie après une opération d'appendicite gangreneuse[1]. Il est vrai que le sérum fut appliqué tardivement, après qu'on eut injecté d'abord du lactate de chaux, tenté la compression, la cautérisation, qu'on eut administré la stypticine.

La conclusion qui se dégage, c'est d'injecter préventivement.

Goitre exophtalmique[2].

Érysipèle[3], *méningite cérébro-spinale*[4].

3° **Sérothérapie paraspécifique** (A. Darier)[5].

Principe de la méthode. — Influencer par le sérum antidiphtérique l'organisme de telle facon qu'il puisse attendre l'injection de sérum spécifique.

Mode d'administration. — Par la bouche.

Doses.

Sérum antidiphtérique	20 cent. cubes.
Sirop de citron ou de framboise	30 —
Eau	130 grammes.

[1] Karl Dahlgren, *Beiträge zur klinischer Chirurgie*, 1909, vol. LXI, p. 445.

[2] Burkard, Traitement du goitre exophtalmique par le sérum antidiphtérique (*Journal american medic. Association*, 3 nov. 1906).

[3] L. G. Apostoleanu, Le sérum antidiphtérique dans l'érysipèle (*Spitalul*, 1er février 1909).

[4] Lemoine et Gaehlinger, Un cas de méningite à méningocoque traité avec succès par les injections intrarachidiennes de sérum antidiphtérique (*Société médicale des hôpitaux*, 2 juillet 1909).

[5] A. Darier, Sérothérapie antistreptococcique par voie buccale et en application locale. Avantages de la méthode paraspécifique (*Presse médicale*, 13 avril 1912).

Une cueillerée à bouche toutes les heures jusqu'à ce que l'examen bactériologique ait fourni les indications précises.

Résultats. — 1° Amélioration dans les différentes infections.

2° Action anti-anaphylactique, lors de l'injection du sérum spécifique de chacune des maladies traitées.

Indications. — *Angines* diphtériques ou streptococciques, *influenza*, *bronchopneumonie*, *érysipèle*, *iritis*, *ulcères de la cornée*, *infections oculaires* diverses, etc.

4° **Sérum antidiphtérique antimicrobien** (L. Martin[1]).

Principe de la méthode. — Au lieu de s'attaquer aux toxines produites par les bacilles diphtériques, on cherche à détruire les bacilles eux-mêmes.

Nature et mode de préparation. — Comme pour le sérum antidiphtérique antitoxique, on part d'une culture de bacille diphtérique; mais, au lieu de se débarrasser des microbes et de n'injecter que les toxines atténuées, on injecte la culture atténuée à dose minime, puis plus virulente.

Même préparation aseptique du sérum.

On le concentre jusqu'à dessiccation. On en fabrique des pastilles.

---

[1] L. Martin, *Annales de l'Institut Pasteur*, 1904.

Doses. — Faire sucer, sans avaler, douze pastilles par jour, une par heure.

Supprimer tout lavage, tout gargarisme, qui diluerait le sérum et en entraverait l'action.

Pour les fosses nasales, insufflation de sérum desséché. Il y a intérêt à ce qu'il soit très finement pulvérisé.

Résultats. — Dans un délai maximum de cinq jours, disparition des bacilles diphtériques de la gorge (Dopter [1]). Rarement récidive.

Dans les fosses nasales (Lermoyez), résultats moins prompts et moins complets, par suite de la difficulté de bien tapisser la muqueuse avec la poudre.

5° **Sérum antitoxique et bactéricide de l'Institut bactériologique de Lyon** (S. Arloing).

Nature de la préparation, mode d'administration, doses. — Sérum antitoxique et bactéricide desséché et préparé en dragées contenant : 0 gr. 20 de sérum liquide, soit 0 gr. 10 de sérum sec.

Chaque jour, 10 dragées jusqu'à disparition complète des bacilles.

Laisser fondre lentement.

Indications. — *Convalescents* de diphtérie avec persistance de bacilles, *porteurs de germes*.

---

[1] Dopter, Action locale du sérum antidiphtérique (*Société médicale des hôpitaux*, 31 mars 1905).

SÉRUM ANTIDYSENTERIQUE[1].

Doses. — Dans le *cas d'intensité moyenne*, 20 à 30 centimètres cubes.

Dans les *cas graves*, *d'emblée*, doses de 40, 60 et 80 centimètres cubes, jusqu'à 100 centimètres cubes.

Au cas où les premières injections n'ont pas amené une réduction suffisante de la maladie, *indication formelle* de répéter les injections même tous les jours.

Résultat d'autant plus favorable qu'on a institué la méthode d'une façon précoce.

Même plus tardivement, on obtient encore des guérisons[2].

Il n'est jamais trop tard pour injecter le sérum.

Donc :

1° *Injecter le plus tôt possible.*

2° *Injecter des doses suffisantes.*

Effets. — Parfois dès les premières vingt-quatre heures, parfois aussi seulement après plus longtemps, cinq, dix ou quinze jours, les selles perdent leur nature dysentérique; la température revient vers la normale; diminution, puis cessation des douleurs abdominales.

Résultats. — Sur 243 cas (Vaillard et Dopter), dont 200 chez des adultes et des enfants et 43 chez

---

1 VAILLARD et DOPTER, La sérothérapie dans le traitement de la dysenterie bacillaire (*Académie de médecine*, 9 avril 1907). — DOPTER, Sérothérapie de la dysenterie bacillaire (*Congrès de médecine*, Paris. 1907, 9e session).

2 F. WIDAL, VINCENT, VAILLARD, *Académie de médecine*, 9 avril 1907. Discussion.

des aliénés, sur les 200 premiers 10 morts, soit 5 p. 100; cependant 99 étaient très sérieusement atteints. Les aliénés ont fourni une statistique moins bonne. Du reste, bien des sujets n'ont pu être traités que tardivement, alors qu'ils étaient plongés dans l'adynamie profonde ou atteints de complications graves, broncho-pneumonie, septicémie, péritonite hémorragique.

SÉRUM DYSENTÉRIQUE POLYVALENT.

Principe de la méthode. — Pour le sérum antidysentérique polyvalent, on part d'une culture de chacun des groupes[1] de bacilles de Shiga et de Flexner.

Nature, mode d'administration du médicament. — Mêmes applications que pour le sérum monovalent.

Indications. — *Dysenterie bacillaire* en général, mais principalement des enfants, causée en majorité par les bacilles du groupe Flexner.

SÉRUM ANTIHÉMOGLOBINURIQUE[2].

Principe de la méthode. — Modifier la constitution sanguine par introduction d'un sérum antihémolysant.

Nature de la médication et préparation. — On prépare un sérum d'animal en injectant à celui-ci des doses massives de sérum humain en trois ou

[1] P. Coyne et B. Auché, Sérum antidysentérique polyvalent (*Académie de médecine*, 2 octobre 1907).

[2] Widal et Rostaine, Sérum antihémoglobinurique (*Société de biologie*, 18-25 février, 4 mars 1905).

quatre injections à intervalles espacés. On recueille le sérum de l'animal avec les précautions habituelles.

Doses. — 25 centimètres cubes de sérum à la fois. Répéter toutes les quatre semaines.

Indications. — *Hémoglobinurie, hémorragies* diverses (Voy. *Sérum antidiphtérique*).

SÉRUM ANTIMALARIEN[1].

Nature de la préparation et administration. — Sérum d'animal quinisé en injection hypodermique.

Effets. — Abaissement immédiat de température, puis guérison.

Indications. — *Paludisme* de formes diverses. Tentative de traitement nouveau à poursuivre.

SÉRUM ANTIMÉNINGITIQUE.

Autosérothérapie.

Nature du médicament. — Liquide céphalo-rachidien du malade.

Mode d'administration. — Injections sous-cutanées.

Dose. — 25 centimètres cubes (Radman[2]).

Indications. — *Méningites* à méningocoques, à diplocoques.

---

[1] DAVID (de Jabneel, Judée) et SEGAL, Essai de traitement du paludisme par un sérum d'animal quinisé (*Soc. de méd. et d'hyg. tropicales*, 30 janv. 1913).

[2] RADMAN, Emploi auto-sérothérapique du liquide céphalo-rachidien dans la méningite cérébro-spinale (*Münchner medizinische Wochenschrift*, 2 juillet 1907).

SÉRUM ANTIMÉNINGOCOCCIQUE.

Modes de préparation. — A. Sérum américain (de Flexner). — Immunisation de chevaux à l'aide de cultures tuées, puis vivantes, introduites d'abord sous la peau, puis dans les veines de l'animal. Quelques doses d'extrait autolytique sous la peau [1].

B. Sérum allemand (Kolle et Wassermann). — Immunisation de trois chevaux, l'un avec un méningocoque, l'autre avec cinq ou six échantillons du même germe, le troisième avec l'extrait autolytique.

Mélange des trois sérums.

Avec ce sérum, les résultats seraient moins brillants (Comby [2]).

C. Sérum français (Dopter). — Immunisation de chevaux à l'aide de cultures vivantes seules sous la peau, puis dans les veines, sans emploi d'extrait.

Sérum à la fois antimicrobien et antitoxique.

Mode d'administration. — En *injections intrarachidiennes*; *injections sous-cutanées inactives*.

Ajouter des injections *intraveineuses*, si le méningocoque est dans le sang (Dopter).

On a même fait des injections dans les *ventricules cérébraux* [3], après ponction et lavage au sérum

---

[1] Grysez, La méningite cérébro-spinale et son traitement par le sérum de Flexner (*Revue d'hygiène et de police sanitaire*, mars 1909).

[2] J. Comby, Traitement de la méningite cérébro-spinale par la sérothérapie (*Société médicale des hôpitaux*, 16 juillet 1909).

[3] Fischer (New-York), Un cas de méningite chez un enfant de deux mois, diagnostiqué par la ponction du ventricule

artificiel, à la dose de 25 centimètres cubes de sérum de Flexner répétées à trois reprises chez un enfant de deux mois [1].

Chez les nourrissons. — Raser et aseptiser le crâne.

Lieu d'élection. — Au niveau de l'angle externe de la fontanelle, à 2 cm. 5 environ de la ligne médiane.

Enfoncer l'aiguille stérilisée de haut en bas et de dehors en dedans suivant une obliquité de 20° environ, à une profondeur de 2 à 4 centimètres. Quand le liquide s'échappe, en recueillir une quantité supérieure à celle qu'on doit injecter.

Chez l'adulte. — Technique semblable, mais nécessité d'une trépanation préalable.

On a même simultanément pratiqué la ponction lombaire et la ponction intra-ventriculaire et fait passer le sérum de l'une à l'autre [2].

Intervention le plus tôt possible. Pas d'injection sous-cutanée, mais injection bien intra-rachidienne.

Doses. — Au moins 30 centimètres cubes chez l'adulte et même 40 centimètres cubes; chez les enfants de moins d'un an, 10 centimètres cubes; chez les enfants plus âgés, 10 à 20 centimètres cubes; mais on doit *répéter chaque jour*[2] l'injection,

---

latéral et guéri par les injections intra-ventriculaires de sérum de Flexner (*Monthly Cyclopœdia and Médical Bulletin consolidated Philadelphie*, mars 1910).

[1] TRIBOULET, ROLLAND et FERRECHI, *Académie de médecine*, novembre 1910, et rapport de NETTER, 13 juin 1911.

[2] BARR, *British médical Journal*, 26 novembre 1910.

même s'il y a, dès la première dose, effet manifeste, jusqu'à la cessation des symptômes[1]. On a atteint les quantités de 300 et même de 600 centimètres cubes. Sérum tiédi de 38° à 40°.

Évacuer autant et même plus (Dopter) de *liquide céphalo-rachidien* que de sérum à injecter[2].

Injecter le plus tôt possible, même avant l'examen bactériologique, pour ne pas perdre un temps précieux, quoique le sérum ne soit efficace que contre la méningite à méningocoques de Weichselbaum.

Mais il n'est jamais trop tard pour faire l'injection.

Avantages des *doses élevées :*

Injecter lentement.

Après l'injection, bassin plus élevé que la tête.

Il y aurait avantage à pratiquer une sorte de *lavage au sérum*[3]. Après une première évacuation de liquide céphalo-rachidien de 10, 15, 20, 25 centimètres cubes selon l'âge, et une première injection de sérum de 5, 10, 15, 20 centimètres cubes (soit 5 centimètres cubes de moins que le liquide évacué), laisser l'aiguille en place, l'orifice extérieur obturé à l'aide d'un fausset stérilisé.

---

[1] Ch. Dopter, Les insuccès de la sérothérapie antiméningococcique, leurs causes, moyens de les éviter (*Paris médical*, 5 août 1911).

[2] Dopter, Le traitement de la méningite cérébro-spinale (*Société de l'Internat des hôpitaux de Paris*, 24 février 1910).

[3] Gaujoux (Montpellier), A propos du traitement de la méningite cérébro-spinale à méningocoques. Dilution étendue du liquide de la séreuse méningée par le lavage au sérum antiméningococcique. Guérison (*Comptes rendus de l'Assoc. intern. de pédiatrie*, 1er Congrès, octobre 1912, p. 399).

Au bout d'un quart d'heure, nouvelle évacuation de liquide, nouvelle injection de sérum.

Répéter le lendemain, selon les indications; chez le nourrisson, la tension plus ou moins forte de la fontanelle permet, avec l'examen du liquide céphalo-rachidien retiré, de juger de l'opportunité des injections de sérum.

Résultats. — Flexner obtient 33 p. 100, Kolle et Wassermann 18,2 p. 100. La mortalité s'abaisse même à 14,9 p. 100 (Netter[1]), au lieu de 50 et même 84 p. 100.

Avec le sérum français (antimicrobien et antiendotoxique), 10,32 p. 100 (mortalité rectifiée, Dopter[2]).

Action. — En outre de l'action antimicrobienne et antitoxique, le sérum antiméningococcique agit comme antiferment. Il paralyse le ferment protéolytique des polynucléaires[3].

Effets. — Atténuation des symptômes dans les vingt-quatre heures.

---

[1] A. Netter, Efficacité des injections intrarachidiennes de sérum antiméningococcique dans le traitement de la méningite cérébro-spinale suppurée (*Société médicale des hôpitaux*, 11 décembre 1908, 10 juillet 1909). — Netter et Debré, Nouveaux cas de méningite cérébro-spinale traités par le sérum antiméningococcique (*Société médicale des hôpitaux*, 26 janvier 1909).

[2] Ch. Dopter, Les acquisitions récentes sur la méningite cérébro-spinale épidémique (épidémiologie, sérothérapie, diagnostic bactériologique) (*Rapport à l'Association française pour l'avancement des sciences*, 38e Congrès, Lille, 2-7 avril 1909).

[3] N. Fiessinger et P.-L. Marie, Ferment protéolytique des polynucléaires dans les méningites aiguës à méningocoques (*Société de biologie*, 5 juin 1909).

Éclaircissement du liquide céphalo-rachidien et retour à la normale [1].

Accidents. — Éruptions sériques. Symptômes nerveux analogues à la méningite ou méningite sérique et *anaphylaxie* [2].

Pour l'anaphylaxie, voir *Sérum antidiphtérique*.

Indication. — *Méningite cérébro-spinale à méningocoques*, à l'exclusion des méningites à streptocoques ou à pneumocoques [3] mais peut être aussi celle à paraméningocoque [4].

Autres *affections* : *arthrite blennorragique* [5].

SÉRUM ANTIPARAMÉNINGOCOCCIQUE [6].

Nature de la préparation. — Même préparation

---

[1] A. Netter et Debré, Apparition du sérum de cheval dans la circulation générale après injection intrarachidienne (*Société de biologie*, 10 juillet 1909). — A. Netter, Éruptions bénignes après injections intrarachidiennes de sérum antiméningococcique (*Société de biologie*, 12 juin 1909).

[2] V. Hutinel, Sérothérapie et anaphylaxie dans la méningite cérébro-spinale (*Presse médicale*, 2 juillet 1910). — Sicard et Salin, Réactions rachidiennes post-sérothérapiques au cours de la méningite cérébro-spinale (*Société médicale des hôpitaux*, 8 juillet 1910). — Maurice Dubosc, Les accidents de la sérothérapie antiméningococcique (Th. Paris, 1911).

[3] Salebert, Méningite cérébro-spinale traitée par le sérum antiméningococcique, guérison. Anaphylaxie (*Société médicale des hôpitaux*, 10 juillet 1909). — Follet et Bourdinière, Traitement de la méningite cérébro-spinale par le sérum de Dopter (*Société médicale des hôpitaux*, 7 mai 1909).

[4] H. Salin et J. Rally, Méningite cérébro-spinale à forme cachectisante due au paraméningocoque, traitée et guérie par le sérum de Dopter (*Soc. méd. des hôp.*, 14 février 1913).

[5] Ramond et Chiray, Sérothérapie antiméningococcique dans les arthrites blennorragiques.

[6] Dopter, Essais de sérothérapie paraméningococcique (*Soc. méd. des hôp.*, 14 juin 1912). — Widal et Weissenbach, Méningite

que le sérum antiméningococcique, mais avec un paraméningocoque.

Mode d'administration, dose. — On l'emploie de même façon et aux mêmes doses que le sérum méningococcique.

Indications. — *Méningite cérébro-spinale, quand le sérum méningococcique n'agit pas, quand la culture du liquide céphalo-rachidien n'agglutine pas le sérum antiméningococcique.*

SÉRUM ANTINÉPHRÉTIQUE HUMAIN.

Principe de la méthode. — Le sang des néphrétiques contient une toxine. Cette toxine doit, comme les toxines en général, appartenir à cette classe d'albuminoïdes qui peuvent résister une demi-heure à un chauffage à 55°-60°.

Si on injecte le sérum du néphrétique ainsi chauffé, faisant office d'antigène, à un lapin, dans la cavité péritonéale ou dans la veine de l'oreille, on provoquera la formation d'anticorps chez l'animal, d'où fabrication d'antisérum.

Pour qu'agissent les anticorps, il faut la présence d'un complément; le sang du néphrétique en a été privé par le chauffage; il faudra injecter au néphrétique avec l'antisérum du sérum normal[1].

à paraméningocoques et sérum antiparaméningococcique (*Acad. de méd.*, 25 juillet 1912). — MÉRY, SALIN et WILBORT, *Soc. méd. des hôp.*, 14 février 1913. — H. SALIN et J. REILLY, *Soc. méd. des hôp.*, 14 février 1913.

[1] L. CASPER et C.-S. ENGEL, Sur un essai de sérothérapie des néphrites chroniques (*Berliner klin. Wochenschrift*, 12 octobre 1908).

Nature du médicament, mode de préparation. — Saignée de 50 à 60 centimètres cubes, faite au malade atteint de néphrite. Laisser reposer, prélever le sérum. Chauffer à plusieurs reprises à 58°.

Injecter à un lapin vigoureux une ou deux fois tous les huit jours, en augmentant progressivement la dose.

Après huit à dix injections, recueillir le sang du lapin, séparer le sérum, l'additionner de 0,5 p. 100 d'acide phénique.

Doses, mode d'administration. — Injecter par petites doses fractionnées au malade, jusqu'à la cessation des phénomènes de réaction.

A ce moment, injecter du sérum normal.

Action. — Préservation des parties saines, arrêt des parties morbides.

Résultats. — Continuation de l'excrétion d'albumine et de cylindres, mais état général bon.

Indications. — *Néphrites.*

SÉRUM ANTINÉPHRÉTIQUE, ANTI-URÉMIQUE.

Principe de la méthode. — Recueillir au sortir du rein le sérum renfermant ainsi la sécrétion interne de l'organe [1].

Nature et mode de préparation du médicament. — Sérum du sang de la veine rénale de la chèvre, d'un

[1] J. Teissier, Nouvelles recherches sur la sérothérapie des néphrites (*Académie de médecine*, 7 octobre 1908). — Van Bogaert (d'Anvers), La sérothérapie rénale dans les néphrites (*Le Scalpel*, 27 décembre 1908).

sujet *jeune*, après ligature de l'embouchure de cette veine dans la veine cave inférieure, pour éviter d'aspirer le sang de ce vaisseau.

Le sérum de la chèvre semble préférable à celui du chien par sa moindre toxicité et son pouvoir leucolytique moindre.

Dose. — 10, 15 à 20 centimètres cubes, selon l'âge et les conditions, à répéter tous les trois jours environ ou même plus souvent; prolonger selon les besoins.

Mode d'administration. — Injections sous-cutanées, sous la peau de l'abdomen de préférence, ou la région lombo-dorsale.

Action. — Les parties de tissu rénal non encore lésées seraient garanties du processus morbide.

Effets[1]. — Diurèse, même polyurie par excitation du système vaso-moteur; amélioration et retour à la normale du coefficient urotoxique, diminution de la toxhémie; rétrocession des symptômes urémiques, décroissance de l'albuminurie et de la cylindrurie, amélioration de la perméabilité rénale, de l'azoturie, de la chlorurie.

Augmentation de la leucocytose et de la phagocytose, par excitation de la moelle osseuse.

Indications. — Toutes les néphrites, accidents urémiques, sauf la dégénérescence amyloïde. *Insuffisance hépatique* (Dutoit).

---

[1] A. Dutoit (Lausanne), La sérothérapie dans les néphrites chroniques (*Korrespondenzblatt f. Schweizer Aerzte*, t. LXI, n° 29, 1911, p. 572).

SERUM ANTIPESTEUX (Yersin).

Nature du médicament, préparation. — 1° Culture du bacille pesteux en sac de collodion dans le péritoine des cobayes.

2° Ensemencement dans la gélatine à 0,5 p. 100 (Roux).

3° Injection de la culture d'abord stérilisée, puis virulente, aux chevaux, à plusieurs reprises, après réaction fébrile. Environ 10 injections.

4° Prise de sérum au bout d'un an; plus tôt, il n'est que préventif et non curatif.

On peut commencer par des cultures virulentes mais faibles, et fournir un sérum plus rapidement [1].

Mode d'administration. — Injections sous-cutanées.

Préventif et curatif. Doses. — *Préventif :* 10 centimètres cubes tous les dix jours. Injections répétées, l'immunité conférée ne durant que 15 jours.

Après chaque injection, repos quasi absolu, pour éviter la réaction.

Curatif : 20 à 30 centimètres cubes d'un coup. Renouveler jusqu'à effet.

Injecter le plus tôt possible.

Effets. — Disparition de la fièvre, diminution des ganglions.

Guérison : 70 p. 100.

Indication. — *Peste.*

SÉRUM ANTIPLEURÉTIQUE [2].

---

[1] Figueiredo Vasconcellos, Le sérum antipesteux (*Memorias de Instituto Oswaldo Cruz*, t. I, fasc. I., Rio de Janeiro, avril 1909).

[2] Schnutgen, L'autosérothérapie dans la pleurésie fibrineuse

Autosérothérapie pleurétique (Gilbert, de Genève; Fede, Nasetti).

Hétérosérothérapie (A. Jousset)[1].

Principe de la méthode. — Provoquer, par l'injection des antigènes contenus dans le liquide (Debove et Rémond), la production d'anticorps, analogues à la tuberculine (produits antitoxiques et bactéricides).

Nature du médicament. — Le liquide même de l'épanchement ou mieux celui d'un autre malade (hétérosérothérapie).

Mode d'administration. — **Technique.** — Après antisepsie de la peau, ponction aspiratrice de 2 centimètres cubes environ à 3 centimètres cubes.

Retirez l'aiguille jusqu'à ce qu'elle soit au niveau du tissu cellulaire sous-cutané.

Dans ce tissu cellulaire, injecter le liquide aspiré avant de retirer définitivement l'aiguille.

Attendre 2 ou 3 jours et répéter tous les deux jours, une à trois fois, au besoin cinq à six fois.

Pour l'hétérosérothérapie, injection de liquide d'un autre pleurétique riche en fibrine mais défibriné et chauffé trois jours à 55°. Injecter 20 à 50 centimètres cubes dans la peau.

Effets. — D'abord élévation thermique, puis abaissement.

Berliner klinische Wochenschrift, 18 janvier 1909, p. 97). — GILBERT, L'autosérothérapie de la pleurésie séro-fibrineuse (*Société médicale de Genève*, 22 décembre 1909 et *Revue médicale de la Suisse romande*, t. XXX, n° 8, 20 janvier 1910).

[1] ANDRÉ JOUSSET, Recherches expérimentales sur l'autosérothérapie (*Soc. d'études scientifiques sur la tuberculose*, décembre 1911).

Résorption des épanchements activée, plus manifeste que par la ponction évacuatrice.

Diminution de poids correspondante, puis élévation à la convalescence. Diurèse. Diminution de la dyspnée.

Action. — Production d'*antisérose* [1].

Indications. — *Pleurésies sérofibrineuses* variées, même tuberculeuses (mais non suppurées), de préférence aux pleurésies hémorragiques ou histologiquement hémorragiques et aux hydrothorax.

Contre-indication. — *Pleurésies purulentes.*

SERUM ANTIPNEUMONIQUE.

Nature de l'agent thérapeutique. — A) Sérum d'animal préalablement immunisé. — B) Sérum de convalescent pneumonique.

A. Sérothérapie animale.

Nature de l'agent thérapeutique, préparation. — La pneumotoxine (Foa, G. et F. Klemperer), obtenue par la précipitation des cultures à l'aide de sulfhydrate d'ammoniaque ou d'alcool absolu, injectée en solution à petites doses et modifiée par la chaleur, produit presque sans réaction l'immunité chez les lapins.

Même résultat par des inoculations répétées du virus atténué vieux ou de faibles doses de virus fort (Römer [2]).

---

[1] MARCOU, L'autosérothérapie pour activer la résorption des épanchements pleuraux (*Presse médicale*, 4 septembre 1909).

[2] BECO, Recherches sur la fréquence de la septicémie pneumococcique et sur la valeur du traitement par le sérum antistreptococcique de Römer dans la pneumonie lobaire franche (*Académie royale de médecine de Belgique*, 29 mai 1909).

Les produits antitoxiques ne se développent qu'après quelque temps.

On peut utiliser aussi (Lava) des extraits glycérinés d'organes d'animaux immunisés.

Mode d'administration. — Injection sous-cutanée.

Dose. — 4 à 9 centimètres cubes de sérum de sang de lapin immunisé ou d'extrait de viscères, ou 4 à 5 centimètres cubes de sérum de chien dans les mêmes conditions.

Répéter quotidiennement.

Effets. — A. *Locaux.* — Presque nuls.

B. *Généraux.* — Diminution du pouls.

Résolution hâtive.

B. **Sérothérapie humaine** (Audeoud).

Nature de l'agent thérapeutique, préparation. — Il s'agit plutôt d'hémothérapie. Sang extrait de la veine, au pli du coude, chez un convalescent.

Mode d'administration. — Injection sous-cutanée (cuisse) ou transfusion directe (Audeoud).

Dose. — 2 à 3 centimètres cubes.

Effets. — Crise pneumonique au bout de treize à quinze heures, chute définitive de la température.

SÉRUM ANTIPRURIGINEUX.

Nature de l'agent thérapeutique. — Sérum de femme au moment de l'accouchement.

Dose. — 20 centimètres cubes.

Mode d'administration. — Injections sous-

---

[1] Linser (Tubingen), Quelques cas d'urticaire guéris par le sérum humain (*Medizinische Klinik*, 1911, n° 4).

cutanées, même intra-veineuses, mais ces dernières ne paraissent pas plus efficaces.

Indications. — *Urticaire*[1], *herpès, impétigo herpétiforme.*

SÉRUM ANTIRABIQUE.

Mode de préparation. — Sur des moutons, chaque semaine injection intraveineuse d'une certaine quantité d'émulsion filtrée d'encéphale de lapin rabique. On peut obtenir un sérum plus actif (A. Marie[2]) en forçant les doses d'émulsion et en rapprochant les inoculations. On prépare ainsi un sérum dont 1 centimètre cube neutralise jusqu'à 40 fois son volume d'émulsion virulente centésimale. Les moutons ainsi préparés avaient reçu de 20 à 50 encéphales de lapins rabiques.

Mode d'action et effets. — Ce sérum renforcé n'a pas de pouvoir névrotoxique pour le lapin.

Administré seul aux animaux, action préventive retardante sur l'évolution de la rage.

SÉRUM ANTIRHUMATISMAL (G. Rosenthal[2]).

Principe de la méthode. — Dans le sang de rhumatisants on peut isoler presque constamment un bacille anaérobie découvert par Achard, et qui

[1] A. Marie, De l'activité des sérums antirabiques (*Société de biologie*, 2 février 1907).

[2] Georges Rosenthal, Premiers essais de sérothérapie et de vaccination antirhumatismales, modifications apportées à l'évolution du rhumatisme articulaire aigu par le sérum de chevaux immunisés contre la bactérie anaérobie de l'hémobioculture (sérum R), le wrigthvaccin du rhumatisme (*Société de l'internat des hôpitaux de Paris*, juillet 1909).

cultive en tubes de lait scellés. Ce microbe comprend deux variétés, la variété banale du bacille perfringens et la variété spécifique ou rhumatismale ou anhémo-bacille du rhumatisme. En le faisant passer de la vie anaérobie à la vie aérobie on obtient son atténuation.

Nature du médicament. — Sérum de cheval immunisé contre la bactérie anaérobie de l'hémobioculture.

Injection intraveineuse à des chevaux de culture en ballons de lait d'abord aérobies, puis anaérobies. On contrôle l'innocuité et la valeur sur le cobaye. Le pouvoir préventif dépasse rapidement 1 p. 15 000 et même 1 p. 176 000 (Thiroloix).

Mode d'administration. — Injections sous-cutanées.

Dose. — 40 à 60 centimètres cubes.

Associé le plus souvent au salicylate de soude, à l'électrargol, à l'électropalladol.

L'adjonction de 2 grammes par jour de chlorure de calcium diminue la fréquence des accidents sériques (Netter).

Pour éviter l'anaphylaxie, donner la veille un lavement de 10 centimètres cubes, le lendemain faire une injection hypodermique de 2 centimètres cubes, trois heures avant d'injecter le reste du flacon[1].

Effets. — Action limitée au rhumatisme articulaire

[1] G. Rosenthal, Prophylaxie par les traitements répétés dans le sérum antirhumatismal (*Soc. de thérap.*, 12 juin 1912).

aigu franc généralisé, nulle sur les pseudo-rhumatismes infectieux.

Action sur les *phénomènes articulaires*, sur les *manifestations viscérales* nerveuses (rhumatisme cérébral, chorée), rénales.

Souvent arrêt du processus fébrile.

Indication[1]. — *Rhumatisme* articulaire aigu, en particulier *localisations viscérales*, albuminurie, iritis, chorée, endocardite, forme pseudo-grippale.

SÉRUM ANTISCARLATINEUX[2].

Nature de la préparation. — Sérums de convalescents scarlatineux à la fin de la troisième ou au commencement de la quatrième semaine, 100 à 200 centimètres cubes chez chaque sujet, et mélangés, puis répartis en ampoules stériles de 50 centimètres cubes additionnés de V gouttes de solution phéniquée à 5 p. 100.

Doses. — 40 à 100 centimètres cubes.

Mode d'administration.—*Injections intraveineuses.*

Effets. — Baisse de la température après deux à quatre heures, et pendant neuf à quatorze heures jusqu'à atteindre 2°,7. Elévation ultérieure, mais passagère. Quelquefois frissons et faiblesse cardiaque.

---

[1] G. Rosenthal, Sérothérapie et vaccination contre le rhumatisme articulaire (*Presse médicale*, 23 avril 1910).

[2] E. Reisz et P. Jungmann, Le traitement de scarlatines graves par le sérum de convalescents (*Deutsche Archiv. f. kl. Medizin*, 1912, t. CVI, p. 70).

Ralentissement du pouls, qui devient régulier et bien frappé.

Cessation de la somnolence et du délire.

Relèvement de l'état général.

Disparition de l'éruption en deux jours.

SÉRUM ANTISPLÉNOMÉGALIQUE[1].

Mode d'administration. — Injection sous-cutanée.

Dose. — 5 à 10 centimètres cubes tous les huit jours.

Effets. — 1° *Généraux.* — Retour de l'appétit, des forces, diurèse, modification de l'anémie et de la cachexie.

2° *Locaux.* — Retour de la rate à sa dimension normale.

Indications. — *Splénomégalie* en général, cachexie splénomégalique, impaludisme.

SÉRUM ANTISTAPHYLOCOCCIQUE (Capman).

Préparation. — Injections aux animaux de toxine staphylococcique ou leucocytine (Van der Velde).

Mode d'action. — Il empêche la leucocytine d'altérer les leucocytes.

Indications. — Toutes les *affections à staphylocoques*.

SÉRUM ANTISTREPTOCOCCIQUE[2].

Nature de l'agent médicamenteux. — Sérum d'ani-

---

[1] BERTHOLON et DUCLOUX (Tunis), Traitement de la splénomegalie et de la cachexie des pays chauds par la sérothérapie (*XVI° Congrès international de médecine*, Budapest, 29 août-7 sept. 1909).

[2] A. DARIER, Sérothérapie antistreptococcique par voie buccale et en applications locales. Avantages de la méthode paraspécifique (*Presse médicale*, 13 avril 1912).

maux : chevaux, ânes, préalablement immunisés par des inoculations de cultures virulentes de streptocoque.

Dose. — 1° *Injections sous-cutanées.* — Chez l'adulte, de 10 (Marmorek) à 20, à 60 centimètres cubes (H. Roger, Charrin), et chez l'enfant 5 centimètres cubes.

2° *Par la bouche.* — 25 centimètres cubes par la bouche, en une fois, aromatisés au sirop de framboise.

Mode d'action. — Action sur le microbe (H. Roger); action atténuante ou empêchante, suivant la dose et les conditions du moment.

Effets. — Arrêt des affections à streptocoques; l'*action préventive* serait plus *manifeste.*

Baisse de la température.

Amendement des autres symptômes généraux.

Rétrocession des lésions locales.

Indications. — Toutes les *infections à streptocoques*, et en particulier *fièvre puerpérale*, *érysipèle* des adultes, *érysipèle* des nouveau-nés, *angines pseudo-membraneuses à streptocoques.*

Cancer, principalement en injections dans le néoplasme même (Emmerich).

Charbon (chez les cochons d'Inde).

Lupus, *tuberculose*, *morve*, *syphilis.*

Complications de la *rougeole*, de la *scarlatine*[1].

SÉRUM ANTISYPHILITIQUE.

A. **Sérothérapie animale** (P. Tommasoli).

---

[1] Jochmann, Idées nouvelles sur le traitement de la scarlatine (*Deut. med. Wochenschrift*, 12 mai 1910).

Principe de la méthode. — Rendre réfractaire par le sang d'un animal réfractaire.

Nature de l'agent médicamenteux. — Sang d'agneau, de veau, de chien ou de lapin, dont on recueille aseptiquement le sérum.

Mode d'administration. — Voie sous-cutanée.

Lieu d'élection. — A la fesse.

Dose. — Injections renouvelées, mais espacées, de 2 à 8 centimètres cubes chacune, parfois tous les jours, ou bien tous les deux ou trois jours.

Effets. — A. *Généraux.* — Après l'injection, *ascension* thermique jusqu'à 40°, de courte durée, parfois simulant l'influenza.

Signes de dépression, avec sensation de faiblesse, pâleur de la face ou shock.

B. *Locaux.* — Localement, un peu d'induration. Éruptions ortiées.

B. **Sérothérapie humaine** ou **syphilotoxique** (Pellizari).

Principe de la méthode. — Le sérum provenant du sang d'un syphilitique est supposé bactéricide.

On fait l'injection huit jours après l'inoculation du chien.

Dose. — Injections répétées tous les trois jours, puis tous les jours, à la dose d'un demi à 1 centimètre cube chaque fois.

Effets, résultats. — Encore à l'étude.

SÉRUM ANTISYPHILITIQUE DE QUÉRY.

Principe de la méthode. — D'après les recherches

personnelles de Quéry[1], le tréponème pâle ne serait pas la forme primordiale de l'agent spécifique de la syphilis ; mais un bâtonnet dont le spirille de Schaudinn et Hoffmann n'est qu'une forme d'involution.

C'est de ce bâtonnet que part Quéry.

Nature de l'agent thérapeutique et mode de préparation. — Le singe sert d'animal de préparation.

Mode d'administration. Doses. — *Injections hypodermiques* : elles se pratiquent *quotidiennement*, à la dose de 1 centimètre cube jusqu'à 5 centimètres cubes et 10 centimètres cubes.

On peut les renouveler jusqu'à vingt-cinq fois.

Effets.—A. *Locaux*.— Parfois un peu d'érythème et des démangeaisons, qui ne se prolongent pas au delà de vingt-quatre heures en général.

B. *Généraux*. — Modification profonde de la courbe d'élimination des éléments normaux de l'urine (H. Hallopeau[2]). Déperdition en matières minérales, et en phosphates en particulier, diminuée.

Mode d'action. — Pour H. Hallopeau, « les troubles apportés par ces injections dans la crase sanguine font de l'organisme un milieu de culture moins favorable au développement du parasite et amènent ainsi l'atténuation de ses manifestations ».

---

[1] QUÉRY, Sur le microbe de la syphilis (*Société de biologie*, 9 mars 1907).

[2] H. HALLOPEAU, Sur le sérum de Quéry et son emploi dans le traitement de la syphilis (*Comptes rendus de la Société de biologie*, 21 décembre 1907).

Nature de l'agent médicamenteux. — Sang de sujets syphilitiques, dont on prend le sérum (Pellizari).

Autre procédé : faire passer ce sérum par un animal, dont on extrait du sang et du sérum (Mazza). Cette manière de faire combine les deux méthodes de sérothérapie (Ch. Richet).

SÉRUM ANTITÉTANIQUE [1].

Nature de l'agent thérapeutique. Préparation. — 1° Culture tétanique filtrée contenant le poison tétanique.

2° Pour obtenir un animal immunisé, on choisit la poule, espèce réfractaire, et on lui inocule de fortes doses de poison tétanique, ou bien on prend des animaux non réfractaires qu'on immunise par des injections progressives de poison tétanique mélangé au trichlorure d'iode ou à la solution de Gram, à raison de 5 de poison pour 1 de solution.

Mode d'administration. — Injection sous-cutanée, injection intraveineuse, injection intrarachidienne et même intracrânienne (Demoulin, Delbet).

Dose. — A. *Préventif*, 10 centimètres cubes. B. *Curatif*, 50 et 100 centimètres cubes.

Effets. — L'*action préventive* est assez nette[2]. Certains discutent sa valeur réelle, faute de critérium (Reynier[2]), mais elle semblerait cependant jugée

---

[1] ACHARD, Tétanos guéri par la sérothérapie intraveineuse (*Soc méd. des hôpitaux*, 10 février 1912).

[2] *Société de chirurgie*, discussion, 16 avril et 17 juillet 1907.

assez favorablement à l'aide de statistiques (Bazy, Demoulin, Biron et Pied[1] Arrou-Jacob); l'*action curative* est plus problématique, mais cependant envisagée comme réelle d'après certains faits (Guinard[2], Martin[3]).

Toutefois, on doit noter que, depuis l'usage prophylactique du sérum antitétanique dans la pratique vétérinaire, le tétanos a disparu de celle-ci.

Indications. — *Tétanos*, mais il faut agir *le plus tôt possible*. Comme préventif dans les *plaies souillées* par des chevaux.

Étant donné le doute qui plane sur l'efficacité, tant prophylactique que curative, du sérum antitétanique, il faut, dès l'apparition du moindre signe, même fruste, de tétanos, joindre aux injections dont on continue la pratique l'administration de l'*hydrate de chloral à haute dose*, c'est-à-dire 12 à 18 grammes, au moins (Reynier), avec en plus isolement loin du bruit et de la lumière.

Anaphylaxie possible, même après injection antérieure d'un autre sérum, sérum de Roux par exemple[4].

Prévenir l'anaphylaxie par la méthode de Besredka, injection préalable de très petite dose, ou d'abord sérum en lavement.

---

[1] BIRON et PIED, Injection prophylactique du sérum antitétanique (*Académie de médecine*, 28 mars 1911).

[2] GUINARD, *Société de chirurgie*, 9 avril 1907.

[3] L. MARTIN et H. DARRÉ, Un cas de tétanos subaigu traité par les injections intraveineuses de sérum. Guérison (*Société médicale des hôpitaux*, 25 juin 1909).

[4] GUEIT, Un cas d'anaphylaxie généralisée à la suite d'une injection de sérum antitétanique trois ans après une injection de sérum de Roux (*Soc. des sc. médicales de Montpellier*, 7 fév. 1913).

Au sujet de l'action du sérum antitétanique, Delbet[1] a fait une remarque importante, qui est la suivante : le sérum antitétanique appartient à la catégorie des sérums antitoxiques ; il neutralise l'action de la toxine sur le système nerveux, mais il laisse persister le bacille tétanique. Cette neutralisation de la toxine ne s'exerce pas au delà d'une huitaine à une dizaine de jours, grand maximum.

La protection ne dure donc que pendant ces dix jours au plus. D'où la conclusion de Delbet de *répéter les injections tous les huit jours* jusqu'à cicatrisation complète de la plaie. Même conclusion de Vincent[2].

SÉRO-LACTOTHÉRAPIE ANTISPASMODIQUE.

Principe de la méthode. — Faire passer dans le lait (femme, chèvre, vache) les principes que l'on veut utiliser en thérapeutique.

On comprend combien largement peut s'ouvrir ce chapitre.

On a déjà prescrit des laits phosphatés, iodés, arsenicaux, ferrugineux, mercuriels ; on peut en imaginer d'autres, que la pratique a plus ou moins retenus.

Plus récemment, on a songé à faire passer dans le lait les principes actifs de certains sérums.

Lactothérapie anticoquelucheuse et antispasmodique.

[1] Delbet, Suite de la discussion sur le tétanos (*Société de chirurgie*, 24 avril 1907).

[2] Vincent, L'étiologie du tétanos et sa prophylaxie (*Académie de médecine*, 15 octobre 1907).

Principe de la méthode. — Après avoir traité des enfants atteints de coqueluche par des injections de 10 centimètres cubes de *sérum antitétanique* avec un certain succès, M. Bloch[1] guérit assez rapidement deux jumeaux au sein par l'inoculation du même sérum à la mère, sans injection aux enfants.

D'où l'idée d'obtenir un lait thérapeutique.

Nature et mode de préparation. — Injecter à des chèvres ou à des vaches 10 centimètres cubes de sérum antitétanique.

Administration. — Donner le lait des animaux préparés ainsi comme alimentation ordinaire, mais, pour éviter l'accoutumance, faire des intermittences.

Dose. — 200, 300 à 500 grammes par jour, selon l'âge.

Effets. — Le sérum antitétanique et le lait des femelles animales injectées avec ce sérum agissent comme antispasmodiques, en même temps que comme spécifiques, contre l'infection tétanique.

Résultats. — Dans la coqueluche, atténuation rapide des quintes. De même dans d'autres affections spasmodiques.

Indications. — *Coqueluche* principalement, mais aussi *spasme de la glotte, asthme, hémiplégie spasmodique.*

SÉRUM ET LAIT ANTITHYROÏDIEN.

Principe de la méthode. — Elle paraît résulter des faits suivants :

1 Maurice Bloch *Société de biologie*, 1908.

1° Il existe un réel antagonisme entre le myxœdème et le goitre exophtalmique.

2° Une toxine existant dans le myxœdème aurait son antitoxine en excès dans le goitre exophtalmique; on a donc cherché un traitement physiologique et pathogénique dans ce sens.

Mode de préparation et nature de la médication. — On prépare des animaux : mouton, chèvre, auxquels on enlève le corps thyroïde.

Six semaines environ après l'opération, on prélève du sérum, soit en nature, soit mélangé à de la glycérine (Carrion).

Ou bien on administre le lait de l'animal soit en nature, soit desséché et mélangé à du sucre de lait par parties égales.

Dose. — Sérum antithyroïdien, $0^{cc},6$ à 5 centimètres cubes par jour, en ingestion.

Indication. — *Goitre exophtalmique.*

SÉRUMS ANTITUBERCULEUX.

A. Sérum naturel d'animal réfractaire.

Nature de l'agent médicamenteux. — Sang de chèvre (S. Bernheim), de chien (Richet et Héricourt), ou sérum.

Mode d'administration. — Injections sous-cutanées (sérum) ou profondes (sang).

B. Sérum antituberculeux du Dr Viguier de Maillane (de Nîmes).

Nature de l'agent médicamenteux. — Sérum de poule.

Dose. — 5 à 10 centimètres cubes.

Mode d'administration. — Injections intramusculaires pratiquées à la région dorsale inférieure ou à la région fessière.

C. **Sérum humain.**

Principe de la méthode. — On emprunte (Bloch) le sang à un congénère du malade, indemne de tuberculose, y semblant réfractaire, non syphilitique, et autant que possible arthritique.

D. **Sérum d'animal rendu réfractaire.**

Nature de l'agent médicamenteux. — A un animal : chien, âne, cheval (Marigliano), on injecte les substances toxiques retirées des cultures pures de tuberculose humaine.

Mode d'administration. — Voie sous-cutanée.

E. **Sérum tuberculiné** (Boinet, de Marseille).

Nature de l'agent. Préparation. — Sur une chèvre bien portante, injections sous-cutanées de tuberculine ; la réaction passée, on prélève du sang dont on tire le sérum.

Mode d'administration. — Injections sous-cutanées.

F. **Sérum et vaccin antituberculeux** (A. Marmorek).

Nature de l'agent thérapeutique. — Au lieu de partir de la tuberculine, qui ne serait que la toxine préparatoire, on part de la *tuberculine-réaction*, obtenue par culture de bacilles primitifs sur sérum leucotoxique du veau et de bouillon de foie glycériné. On immunise les animaux et on prend leur sérum.

Pour le vaccin, on ajoute au sérum antituberculeux des bacilles traités par le sérum leucotoxique et chauffés.

Mode d'administration. Dose. — Injections sous-cutanées à 1/4 et 1/5 de centimètre cube et monter jusqu'à 5 centimètres cubes et mieux par la *voie rectale* (G. Petit[1]) 5, 10, 15 centimètres cubes; on continue pendant trois semaines, et on arrête une semaine. On reprend ensuite de même. Nécessité de traitement prolongé[2].

Pour diminuer les cas d'anaphylaxie, on peut recourir à la pratique suivante[3] :

1° Injecter d'abord dix à douze gouttes seulement de sérum.

2° Quatre heures après seulement, injecter les 5 centimètres cubes de la dose habituelle.

C'est surtout chez les malades ayant ingéré de la viande crue de cheval que se produisent les accidents sériques. Chez eux, il est possible de déceler dans le sang la présence d'albumine de cheval[4]

---

[1] Petit, Le sérum antituberculeux de Marmorek (*Société internationale de la tuberculose*, 8 mars 1907). — Ch. Monod, Sur le sérum antituberculeux de Marmorek (*Académie de médecine*, 14 janvier 1909).

[2] Mongour, Traitement de la tuberculose pulmonaire par le sérum de Marmorek (*Académie de médecine*, 20 juin 1911).

[3] Gaussel (Montpellier), Sérothérapie antituberculeuse par le sérum de Marmorek et vaccination antianaphylactique par la méthode de Besredka (*Soc. d'études scient. sur la tuberculose*, juin 1912).

[4] L. Bernard, R. Debré et R. Porak, Sur le mécanisme et la prévention des accidents de la sérothérapie antituberculeuse (*Presse médicale*, 5 oct. 1912, n° 81, p. 809).

quinze à trente minutes après l'ingestion. Ils remplissent donc les conditions de l'anaphylaxie.

Chez eux, le sérum peut être administré en lavement, si l'on ne veut pas observer d'accident. On peut alterner avec des injections sous-cutanées et quatre fois sur sept on ne provoque que quelques réactions locales (phénomène d'Arthus).

En pratiquant des injections intra-trachéales de sérum antituberculeux, on n'observerait pas d'anaphylaxie [1], même à doses élevées de 5 à 10 centimètres cubes et plus [2].

Action. — Pouvoir spécifique sur le bacille tuberculeux faible [3], mais :

1° *Modifications hématologiques*, traduisant la défense de l'organisme activée :

Leucocytose qui disparaît en une quinzaine de jours ;

Relèvement du nombre des hématies à la normale ;

Relèvement de la valeur globulaire à l'unité.

2° *Amélioration des symptômes dits d'intoxication* :

Diminution des troubles digestifs ;

Diminution ou disparition de la dyspnée, de la tachycardie, des sueurs, de l'insomnie ;

Augmentation du poids ;

---

[1] Rosenthal, Injections intratrachéales de sérum antituberculeux (*Soc. de thérap.*, 12 juin 1912).

[2] C. Berthelon (de Ste-Feyre, Creuse), Accidents sériques graves chez un tuberculeux. Un moyen d'éviter ces accidents dans la tuberculose pulmonaire (*Soc. d'études sc. sur la tuberculose*, 11 juillet 1912).

[3] G. Roque et Nové-Josserand (Lyon), Essai de traitement de la tuberculose pulmonaire par le sérum antituberculeux de Marmorek (*Presse médicale*, 9 mars 1910).

Amélioration de l'état général.

En résumé : action surtout antitoxique, plutôt que spécifique sur le bacille tuberculeux.

Indications. — *Tuberculose* sous toutes les formes, tuberculoses locales, tuberculoses laryngées.

G. Sérum de Lannelongue, Achard et Gaillard.

Nature. — Sérum d'âne immunisé progressivement par des injections de cultures.

Doses. — 5 et 10 centimètres cubes tous les deux jours, 500 à 1000 centimètres cubes en six à douze mois (G. Kuss).

Effets. — Petits accidents locaux. — Œdème localisé, gonflement ganglionnaire, érythème local, par exception généralisé plus ou moins, accompagnés dans les vingt-quatre heures de douleurs locales, de malaises, d'élévation thermique modérée.

Ces accidents :

1° Ne sont pas en relation avec la gravité de la tuberculose du sujet (G. Kuss) ;

2° Sont plutôt imputables aux modifications du sérum provoquées chez l'animal par l'injection de la toxine tuberculeuse (nature des anticorps formés, période de réaction), d'où toxicité spéciale ;

3° Sont en rapport avec de très grandes différences individuelles en face du sérum ;

4° Anaphylaxie parfois dans les accidents progressifs, mais non dans les subits.

H. Sérum de Vallée.

Nature et préparation. — Microbes et poisons

microbiens de bacilles d'origine équine inoculés aux bovidés, tels que les produisent les cultures sans chauffage, ni modification (antimicrobien, antitoxique, antiendotoxique).

Recueillir le sérum sur l'animal un mois après la dernière injection, le chauffer à 56 degrés durant une heure à quatre reprises, le conserver six mois à la glacière, ces dernières manipulations, dans le but de détruire la toxicité normale du sérum et de réduire les chances d'anaphylaxie.

Accidents. — Quelquefois *éruptions sériques internes.*

I. Sérum d'Arloing.

Nature et préparation. — Culture de bacille sur pomme de terre de virulence variable, injectée sous la peau de la chèvre, du mouton, du bœuf. Emploi du sérum de ces animaux.

J. Sérum de Jousset.

Nature et préparation. — Mélange de bacilles et de dérivés bacillaires injecté à des chevaux. Sérum de ces chevaux.

SÉRUMS ANTITYPHOÏDIQUES, SÉRUMS ANTITYPHIQUES.

Principe de la méthode. — Produire un état réfractaire au bacille typhique ou neutraliser ses produits.

Nature de l'agent thérapeutique. — Sérum d'animal inoculé avec des cultures typhiques.

A. Sérum de Chantemesse[1].

Préparation du sérum. — En deux temps : 1° Après avoir obtenu une culture en voile dans du bouillon de rate de bœuf avec large contact de l'oxygène, recueillir au bout de sept jours la toxine fabriquée qui s'élabore au-dessous de la culture avec le liquide de culture ; centrifuger après chauffage à 55°.

2° Injecter aux chevaux pendant très longtemps, alternativement dans les veines, une émulsion de bacille typhique, et de la toxine typhoïde soluble sous la peau. Les injections sont espacées, car il se produit à la suite une forte réaction.

Le meilleur sérum provient de chevaux en voie d'immunisation depuis plusieurs années ; il peut se conserver longtemps à l'abri de la lumière et de l'oxygène.

Une fois l'animal préparé, quand il ne réagit plus à une nouvelle injection, c'est au bout de vingt jours que le sérum qu'on en tire a son plus grand pouvoir préventif.

B. Sérum de Meyer et Bergell[2].

Ces auteurs retirent les bacilles typhiques d'une culture additionnée d'acide chlorhydrique et les laissent macérer pendant vingt-quatre heures, puis filtrent. Le filtrat n'a plus les propriétés toxiques qu'il montrait lorsque la culture de bacille d'Eberth

1 Chantemesse, Sérothérapie de la fièvre typhoïde (opsonisation antityphoïde) (*XIV° Congrès international d'hygiène et de démographie*, Berlin, septembre 1907).

2 Meyer et Bergell, Sérum antityphique (*XXIV° Congrès allemand de médecine*, Wiesbaden, 15-18 avril 1907).

avait été effectuée sans addition d'acide chlorhydrique.

C. **Sérum antityphique de Rodet et Lagriffoul**[1].

Préparation. — Immunisation d'animaux à l'aide d'injections de cultures de bacilles vivants, vieillies et chauffées, puis additionnées d'un complément neuf.

Mode d'action. — Action bactéricide déjà à l'état frais ; mais pas d'une façon constante, comme lorsqu'il est vieilli.

Préventif dans les expériences chez les animaux.

Dans le sérum se développent à la fois une antitoxine utile et une substance empêchante nuisible.

On peut éviter l'inconvénient de cette dernière, en calculant la quantité de sérum à injecter.

Mode d'administration. — Injections sous-cutanées.

Dose. — Avec le sérum de Meyer et Bergell, quotidiennement 20 centimètres cubes de sérum de chien ou de cheval immunisé suffisent comme dose habituelle.

Plus le malade est malade et plus faible doit être la dose du sérum injecté (Chantemesse).

La durée de l'action du sérum est d'environ dix jours. On répétera l'injection après ce temps.

Le sérum agit surtout en exaltant la phago-

---

[1] Rodet et Lagriffoul, Sérum antityphique (*Congrès français de médecine*, 9e session, octobre 1907, Paris).

cytose. On en trouve la preuve par l'établissement de l'index opsonique. La destruction des bacilles typhiques met en circulation une abondance plus ou moins forte de substances pyrétogènes. C'est donc la méthode opsonique qui doit guider dans la fixation de chaque dose.

Injecter le plus tôt possible.

Avec le sérum de Chantemesse, la quantité varie selon le temps de préparation du cheval : quelques gouttes avec des animaux préparés depuis des années.

Mode d'action. — Neutralisation du poison typhique ou stimulation des éléments anatomiques.

Effets. — A. *Locaux.* — A la seconde injection, il se forme un peu de tuméfaction locale, mais pas à la première.

B. *Généraux.* — A partir du troisième jour après le début des injections, on verrait se produire une rémission matinale de la fièvre. Vers le deuxième ou le troisième septénaire, la température redeviendrait normale.

On n'aurait pas encore noté d'érythème, ni d'albuminurie.

Résultats. — La mortalité étant de 17 p. 100 dans les services hospitaliers qui n'emploient pas le sérum antityphique, tombe à 4,5 p. 100 dans les salles où le sérum fait partie du traitement (Chantemesse).

Le reste du traitement, bains froids à 24° ou 30°.

Indications. — *Fièvre typhoïde.*

Sérum bactériolytique (Luedke [1]).

Nature de la préparation. — Sérum de chèvres immunisées avec des bactéries typhiques vivantes.

Mode d'administration. Doses. — Injections intramusculaires et injections intraveineuses de 15 à 50 centimètres cubes.

1° Injecter le plus tôt possible, de préférence dès le premier septénaire.

2° Injecter une dose unique forte ou deux ou trois doses fractionnées, plusieurs jours de suite.

Le sérum de chèvre permet d'injecter, sans crainte d'anaphylaxie, les sujets qui ont reçu déjà antérieurement un sérum de cheval.

Effets. — Sur la température, abaissement primitif, élévation secondaire, abaissement final en deux à quatre jours.

Pouls ralenti.

Cessation de la diarrhèe, du mal de tête.

Retour de l'appétit.

Élévation du pouvoir bactéricide et agglutinatif du sang, cessation de la leucopénie.

SÉRUM ANTIURINEUX OU ANTICOLIBACILLAIRE (Albarran-Mosny).

Sérum d'animaux vaccinés contre le *Bacterium coli*.

Indications. — *Infections urinaires*. Voir : *Vaccin anticolique*.

---

[1] H. Luedke, La sérothérapie dans le typhus abdominal (*Münch. mediz. Wochenschr.*, 1912, n° 17).

SÉRUM ANTIVARIOLIQUE ANIMAL.

Principe de la méthode. — Théoriquement, comme déjà l'avaient montré Maurice Raynaud et George M. Sternberg, la possibilité de cette immunisation par le sérum est réelle.

Nature de l'agent médicamenteux. — Sur un veau vacciné, après la fin de tous les phénomènes locaux, on prélève par une saignée 1 litre de sang, qu'on laisse reposer pour en retirer le sérum.

Ce sérum, filtré, privé de tout élément cellulaire, est capable, à la dose de 2 centimètres cubes, de rendre inerte 1 centimètre cube de lymphe vaccinale, comme on peut s'en assurer par des inoculations sur les animaux.

Mode d'administration. — Injections sous-cutanées.

Dose. — 15 à 30 centimètres cubes, selon l'intensité de l'éruption variolique.

Indications. — *Variole.*

SÉRUM ANTIVARIOLIQUE HUMAIN[1].

Nature de la préparation, mode d'administration. — Sérum humain de varioleux en voie de guérison en injection sous-cutanée ou intraveineuse.

Résultats. — Surtout marqués chez les malades traités au début de leur variole.

Effets. — Amélioration des signes généraux, chute de la température, augmentation de la diurèse, diminution de la fréquence du pouls,

---

[1] P. Teissier et P.-L. Marie, Essais de sérothérapie variolique *Acad. des sciences*, 9 décembre 1912).

augmentation de la tension artérielle, dès vingt-quatre à quarante-huit heures après l'injection.

Influence favorable sur l'éruption plus discrète; suppression ou diminution considérable de la suppuration. Cicatrices nulles ou peu apparentes.

SERUM ANTIVENIMEUX (Calmette).

Principe de la méthode. — L'immunité envers les morsures de serpents s'obtiendrait par l'emploi du sang de l'animal dangereux. Ce serait le moyen même par lequel chaque reptile venimeux est préservé contre sa propre morsure ou celle de ses congénères (Phisalix).

Nature de l'agent thérapeutique. — On utilise le sang du serpent cobra, crotale, serpent-tigre, hamadryas, endhydrine, vipère de Russel, genre Lachésis, élops frontalis, bothrope, etc., en nature ou seulement le sérum ou mieux le sérum de cheval préparé.

Mode d'administration. — L'injection sous-cutanée est le mode d'emploi préféré (Fraser).

Toutefois la friction sur la peau de l'homme avec la peau d'un serpent récemment tué serait suffisante à protéger contre les accidents, d'après les faits recueillis aux Indes orientales (Stokvis).

Dose. — A. *Prophylactique.* — On injecte des doses fractionnées.

B. *Curative.* — 20 à 100 centimètres cubes autour de la morsure après ligature du membre ou mieux dans les veines.

Entretenir la respiration artificielle et réchauffer l'individu mordu[1].

Mode d'action. — Il y aurait plutôt action chimique que physiologique.

Effets. — A. *Locaux.* — Ceux des injections sous-cutanées de sérum.

B. *Généraux.* — Quelquefois réaction fébrile.

Le sujet est immunisé seulement contre le venin du reptile avec le sang duquel on l'a injecté, mais moins efficacement (Arthus)[1] contre le venin des autres serpents.

Indications. — *Morsures de serpent,* mais pas efficace contre les morsures de vipères.

SERUM ANTIVOMITIF, ANTITOXIQUE DE LA GROSSESSE[2].

Nature du médicament. Mode d'administration. Doses. — Sérum de femme enceinte normale, provenant d'une saignée veineuse.

Injecter sous la peau 12 à 15 centimètres cubes de sérum.

Indications. — *Vomissements incoercibles de la grossesse.*

---

[1] MAURICE ARTHUS (Lausanne), Études sur la sérothérapie antivenimeuse (*Presse médicale,* 23 juillet 1910), et la spécificité des sérums antivenimeux (*Académie des Sciences,* 7 août 1911; et *Presse médicale,* 6 janvier 1912).

[2] LE LORIER, Traitement des vomissements graves de la grossesse par les injections de sérum de femme enceinte normale (*Academie de médecine,* 25 juillet 1911).

SÉRUM DU RHUME DES FOINS ET DE L'ASTHME [1].

Principe de la méthode. — La fièvre des foins proviendrait de l'irritation de la muqueuse nasale par le pollen, qui contiendrait une toxalbumine irritante (Dunbar).

Nature du médicament. — Sérum provenant d'animaux (canards) qui ont reçu dans le péritoine des pollens et des poussières végétales variés.

Mode d'administration. — Instillation dans les fosses nasales.

Résultats. — Prévient les crises.

Échecs. — Inefficacité, si la crise tient à un pollen non injecté aux animaux.

Il y aurait une spécificité.

Donc faire entrer le plus d'espèces végétales possible dans la préparation.

Indications. — *Asthme des foins, asthme essentiel.*

SÉRUMS ARTIFICIELS.

Pour les formules des anciens sérums artificiels (solutions de chlorure de sodium ou de sels divers), voir les éditions antérieures, en particulier celle de 1909.

SÉRUM OSTÉO-GÉNÉTIQUE.

Nature du médicament [2].

Sérum gélatiné	29 parties.
Chlorure de calcium	1 partie.

[1] L. BILLARD et L. MALLET, Sérothérapie contre le rhume des foins et l'asthme (*Gazette des hôpitaux*, 6 mai 1909).

[2] G. ANZILOTTI, Action ostéo-génétique du chlorure de calcium en sérum gélatiné (*Clinica chirurgica*, février 1909).

Mode d'administration. — Injection intramusculaire (fesse).

Dose. — 5 à 10 centimètres cubes.

Indications. — *Retard de consolidation* des fractures, destruction des *épiphyses dans l'ostéomyélite*, etc.

STRYCHNIQUE PROGRESSIVE (MÉDICATION)[1].

Principe de la méthode. — La strychnine agit comme tonique du système nerveux et non comme excitant sujet à devenir dépresseur après.

Nature du médicament. — C'est le sulfate neutre qu'il faut préférer, d'après la formule :

Sulfate neutre de strychnine purifié.	1 centigr.
Eau distillée stérilisée..............	1 cent. cube.

Il est important d'avoir une solution bien filtrée, bien stérilisée, avec un produit d'absolue pureté.

Mode d'administration. — Exclusivement en injections sous-cutanées; comme lieu d'élection, indifféremment, hanche, fesse, cuisse, dos, ventre, etc.

Doses. — Le premier jour, 3 milligrammes de sulfate de strychine *chez la femme*, 4 *chez l'homme*. *Augmenter* chaque jour d'*un demi-milligramme* jusqu'à apparition de la réaction : sentiment d'ivresse légère, vertige, raideur de la mâchoire, des jambes, environ dix à quinze minutes après la piqûre. Durée une demi-heure à une heure. Faire asseoir le sujet pour atténuer cette réaction.

---

[1] P. Hartenberg, La strychnine à dose intensive, méthode et indications (*Presse médicale*, 23 janvier 1913, p. 71).

Au contraire, après, sensation de bien-être, de légèreté, de vigueur physique, de lucidité psychique.

En générale, dose habituelle maxima : 5 à 6 milligrammes chez la femme, 6 à 7 chez l'homme, avec quelques variantes, d'après le poids de l'individu.

Augmenter ensuite dès que la réaction disparaît, mais alors seulement d'un quart de milligramme au plus, et ainsi de suite, mais en tâtonnant d'après les sensations du sujet.

On peut arriver ainsi à des doses énormes : 1 centigramme, 1 centigramme et demi, 2 centigrammes même par injection.

Il se fait une accoutumance, et chaque sujet donne la note de sa sensibilité qui dicte la dose voulue.

Il est possible, avec le temps, de faire deux, quelquefois trois injections, même à doses fortes, dans la journée.

Pas d'état de besoin, pas de strychnomanie, comparable à celui de la morphinomanie. On peut cesser brusquement sans éveiller le besoin angoissant.

Mais se méfier, d'après Artault[1], de l'anaphylaxie médicamenteuse. Cet auteur arrive à donner jusqu'à 200 gouttes de teinture de noix vomique par repas. Quand il a cessé quelques jours, une dose de 50 gouttes provoque du strismus.

Indications. — *Neurasthénie, affections médullaires* avec hypotonie, affaiblissement, *atrophie*

---

[1] Artault (de Nancy), Anaphylaxie médicamenteuse (*Soc. de thérapeutique*, 22 janvier 1913).

musculaire sans contracture, *névrites*, *tabes*, *paralysies amyotrophiques*, *débilité* générale, *dénutrition*, *cachexie*, *convalescences*, *anémies*, *diabète*, *tuberculoses* (Troisfontaines, Milroy).

Contre-indications. — *Hypertension artérielle*, *états d'excitation* divers (paralysie générale, etc.), *contractures*.

TÆNICIDE (MÉDICATION)[1].

Thymol, 0 gr. 25 centigrammes, pour 1 cachet.

Un cachet le matin à jeun, pendant quelques jours.

En général, le tænia est expulsé vers le troisième ou le quatrième jour.

VACCINS, VACCINOTHERAPIE.

Principe général de la vaccinothérapie[2]. — Provoquer dans l'organisme la formation de substances protectrices contre l'infection par l'injection de bactéries de cette infection ou d'une affection analogue ou de toxines bactériennes, les microbes eux-mêmes ayant été tués, d'où immunité active à l'égard du virus ou du microbe injecté. Mais la méthode exige qu'on sache la nature exacte de l'infection. Il doit donc y avoir diagnostic spécifique préalable.

La sérothérapie ne confère qu'une immunité passive, de moins longue durée.

En général, le microbe provenant du malade

---

[1] ARTAULT (de Vevey), Emploi du thymol contre le tænia (*Soc. de thérapeutique*, 22 janvier 1913).

[2] MILLER, Bacterial vaccines (*Thérapeutic Gazette*, n° 6, 15 juin 1910).

lui-même donne le meilleur vaccin; mais souvent les vaccins préparés à l'avance ou *stock-vaccins* suffisent, au moins pour commencer.

VACCIN ANTICOLIQUE. — VACCINOTHÉRAPIE DU BACTÉRIUM COLI.

Nature et préparation du vaccin. — Culture sur agar du bacterium coli prélevé aseptiquement dans la vessie du malade[1].

Suspension d'une culture de vingt-quatre heures dans 1/2 p. 100 d'eau phéniquée. Chauffer une heure jusqu'à 60°.

Calculer le nombre de bacilles par centimètre cube, soit par numération directe, soit en étalonnant par le pouvoir pénétrant comparé de la lumière dans deux échantillons: l'un connu, l'autre à vérifier.

Dose. — 100 à 500 millions jusqu'à 1 milliard, mais les hautes doses sont dangereuses au moins temporairement.

Se baser plus sur les symptômes cliniques que sur l'indice opsonique.

Mode d'administration. — Injections sous-cutanées, au bras le plus souvent.

Effets. — Amélioration ou guérison des infections urinaires.

Retour de l'état général à la normale.

Indications. — *Infections à bacterium coli, cystites, pyélonéphrite*, etc.

---

[1] Ove Wulff (Copenhague), La vaccinothérapie dans les infections par bacterium coli des voies urinaires (*Presse médicale*, 7 février 1910).

VACCIN ANTICOQUELUCHEUX[1].

Nature et préparation. — Culture du microbe de Bordet âgée de quarante-huit heures sur gélose-pomme-de-terre-sang, émulsionnée dans l'eau physiologique, chauffée trente minutes à 46°, lavée, centrifugée à plusieurs reprises jusqu'à production d'émulsion. Une goutte (400 millions de microbes) pour 2 centimètres cubes d'eau physiologique.

Mode d'administration. — *Injection sous-cutanée.*

Dose. — Une à cinq gouttes d'émulsion, tous les deux ou trois jours.

Résultats. — Sur 104 malades :

Guéris (cessation complète des quintes)	37	soit 35,37	p. 100.
Améliorés (diminution notable des quintes)	40	— 38,46	—
Stationnaires	27	— 25,96	—

VACCIN ANTIDIPHTÉRIQUE (Behring)[2].

Nature de la préparation. — Mélange de poison diphtérique et d'antitoxine. Ne doit pas être toxique pour le cobaye à la dose de 0gr,0005 pour 100 grammes en injection sous-cutanée.

Mode d'administration. — *Injection sous-cutanée.*

Doses.

Nouveau-nés, nourrissons	1/10e de milligr.
Enfants plus âgés	1/20e —

Rechercher dans le sang l'antitoxine et sur les amygdales les bacilles avant d'injecter.

---

[1] CH. NICOLLE et A. CONOR, Vaccinothérapie de la coqueluche (*Acad. des sciences*, 16 juin 1913).

[2] BEHRING (Marbourg), Un nouveau moyen préventif contre la diphtérie (*Deutsche med. Wochenschrift*, n° 19, 8 mai 1913).

VACCIN ANTIGONOCOCCIQUE.

Nature de la préparation. — 1° Ensemencement de tubes de gélose-ascite par un gonocoque d'urétrite aiguë.

2° Dans la culture abondamment poussée, introduire 50 centimètres cubes d'eau salée physiologique à 9 p. 1000 additionnée de 0,5 p. 100 d'acide phénique ou de lysol à 0,25 pour 100.

3° Agiter de façon à détacher la culture de la surface de la gélose.

4° Aspirer l'émulsion ainsi obtenue dans une pipette à boule et sceller les deux extrémités à la lampe.

5° Porter pendant une demi-heure au bain-marie à 70°.

6° Titrer l'émulsion par la numération des gonocoques et conserver à l'abri de la lumière.

Il n'est pas nécessaire d'employer le gonocoque même du malade[1].

Au bout d'un mois, il n'y a pas de différence d'action. On trouve préparées des ampoules à 5 et d'autres à 50 millions de gonocoques.

Dose. — De 100 à 300 millions de gonocoques[2].

Chez les enfants (vulvite), débuter par 15 millions, puis 60 millions et 100 millions.

De préférence, même chez l'adulte, doses faibles,

---

[1] C. Mainini (de Buenos-Aires), L'action du vaccin gonococcique sur les arthrites à gonocoques (*Presse médicale*, 16 janvier 1909).

[2] Dieulafoy, Deux cas de septicémie gonococcique terminés par la guérison et aussitôt suivis de fièvre typhoïde. Essai de traitement de la septicémie gonococcique par le vaccin gonococcique (*Presse médicale*, 19 mai 1909)

1 à 10 millions répétés tous les 5 à 7 jours, plutôt que doses fortes plus éloignées.

Mode d'administration. — INJECTIONS SOUS-CUTANÉES à la face externe de la cuisse, à l'abdomen, à la région interscapulaire ; pour les arthrites, près de l'articulation atteinte.

Effets. — 1° Réaction locale ; réaction au niveau des articulations ;

2° Disparition des douleurs.

Résultats. — Du côté de l'écoulement, effet variable des premières injections ; au début exaspération.

L'index opsonique assez variable ne peut servir à guider l'indication thérapeutique.

Indications. — *Blennorragie aiguë* et surtout *accidents blennorragiques*, *épididymite*, *iritis*, *rhumatisme blennorragique*, *blennorragie chronique*, mais exclusivement *gonococcique* [1], *vulvo-vaginite des petites filles* [2].

VACCIN ANTILÉPREUX OU LÉPROLINE (Rist).

Principe de la méthode. — Application de la vaccination analogue à celle de la tuberculine.

Nature de la préparation. — Culture du bacille lépreux. Par filtration, obtention de la toxine et concentration.

Mode d'administration. — Injection sous-cutanée.

---

1 C. JARVIS, La vaccinothérapie des infections gonococciques (*Presse médicale*, 5 mars 1910).

2 FR. SPOONER, CHURCHILL et AL. LOPER, *The Journal of the Amer. med. Association*, 1908, vol. LI, n° 16, p. 1298. — WILL. BUTTLER et J.-P. LONG, *Ibid.*

Effets. — Réaction chez les lépreux analogue à celle de la tuberculine chez le tuberculeux.

Résultats. — Amélioration et guérison[1] des lépreux.

Indications. — *Lèpre* en général.

VACCIN ANTINÉOPLASIQUE (Doyen).

Principe de la méthode. — D'après les recherches de Doyen, on trouve dans les néoplasmes de nature différente un microbe d'une façon constante : c'est le *Micrococcus neoformans* qui sert à fabriquer un vaccin.

VACCIN ANTIPESTEUX (Haffkine).

Conditions nécessaires (Chantemesse, Académie de médecine, 21 février 1911).

1° Il faut que la vaccination ait été pratiquée à deux reprises.

2° Que le sujet vacciné n'entre en contact avec des pestiférés que sept jours après la seconde injection[2]; pendant la première période, il serait, au contraire, particulièrement sensible et infectable.

Cet isolement importe au premier chef.

VACCIN ANTIPNEUMONIQUE.

Indications. — Surtout indiqué dans les *pneumococcies locales*, auriculaires, mastoïdiennes; mais

---

[1] DE BEURMANN et GOUGEROT, Sur la léproline de Rist (*Société médicale des hôpitaux*, 6 décembre 1907).

[2] ABBATUCCI, Cas de peste survenu chez un individu injecté avec du vaccin de Haffkine (*Bulletin de la société médico-chirurgicale de l'Indo-Chine,* juin 1911).

dans la pneumonie lobaire, le résultat est plutôt mauvais.

VACCIN ANTIRHUMATISMAL (*Wrigth-vaccin*) (G. Rosenthal et Chazarain-Wetzel[1]).

Nature du médicament. — Émulsion de bacilles morts ou hémobioculture cultivés en milieux sucrés pour éviter la sporulation, repris, après centrifugation et plusieurs lavages, dans du sérum physiologique.

De préférence, microbe du malade lui-même prélevé par saignée aseptique et isolement de microcoques en amas ou diplocoques prenant le gram sur gélose sang (G.-A. Bannatyne et J. Lindsay)[2].

L'émulsion, dosée à 5 millions de bacilles par centimètre cube, donne une solution très claire.

Dose. — 5 à 20 centimètres cubes. Répéter jusqu'à guérison.

Mode d'administration. — Injection sous-cutanée.

Action. — Le vaccin, inoffensif chez l'animal,

---

1 G. Rosenthal, Premiers essais de sérothérapie et de vaccination antirhumatismale, modifications apportées à l'évolution du rhumatisme articulaire aigu par le sérum de chevaux immunisés contre la bactérie anaérobie de l'hémo-culture (sérum R), Wrigthvaccin du rhumatisme (*Société de l'internat des hôpitaux de Paris*, juillet 1909). — Émulsion dans la solution saline physiologique du *Bacillus perfringens* et de l'anhémobacille du rhumatisme aigu. Les Wrigthvaccins du rhumatisme et des affections à *Bacillus perfringens* (*Société de biologie*, 9 juillet 1909).

2 G.-A. Bannatyne et J. Lindsay, Le traitement de l'arthrite rhumatismale par les vaccins (*The british. méd. Journal*, 1911, 18 janvier, n° 2613, p. 192).

habitue le phagocyte à lutter contre le bacille spécifique, d'où action surtout préventive.

Indications. — *Rhumatisme*, après l'emploi du sérum antirhumatismal contre les *rechutes* possibles, en dehors de l'attaque, comme prophylactique.

Affections à *Bacillus perfringens*.

Se combine avec le sérum antirhumatismal dit sérum R. *Pendant l'attaque* de rhumatisme articulaire, sérum R, salicylate de soude, électrargol; *en dehors de l'attaque* Wrigth-vaccin.

VACCIN ANTISTAPHYLOCOCCIQUE (Mauté[1]).

Nature du médicament. — Émulsion de culture sur gélose de microbes isolés du malade même, dans l'eau salée physiologique stérilisée par chauffage discontinu de trois heures à 53°, additionnée de quelques gouttes de lysol.

Dose. — 1 centimètre cube renfermant 250 millions de microbes, injecter 2 centimètres cubes d'emblée.

Répéter à cinq ou six jours d'intervalle au besoin, jusqu'à 45 injections.

Mode d'administration. — Injection sous-cutanée.

Effets. — Augmentation de l'index opsonique; mais guérison malgré la non-modification de l'index.

---

[1] A. MAUTÉ, Traitement de la furonculose par le vaccin staphylococcique (*Société de médecine de Paris*, 24 avril 1909).

Arrêt des furoncles en cours, à moins d'application quand il y a suppuration.

Absence de nouveaux.

Indications. — *Furoncles* multiples surtout.

VACCIN ANTISTAPHYLOCOCCIQUE de l'acné comédon et de l'acné pustuleuse, bromique et toutes les acnés.

Nature de la préparation. — Émulsion de cultures de microbacille de Unna et Sabouraud pour l'*acné comédon*.

Émulsion de culture de staphylocoque doré, ou de staphylocoque blanc ou gris selon les cas pour l'*acné pustuleuse*. Dans les formes mixtes, mélange des deux.

On doit préférer une préparation contenant pour 1 centimètre cube 100 millions de staphylocoques tués par addition de 0,05 p. 100 de lysol[1].

On peut se servir du microbe même du sujet, mais aussi de la même espèce de microbe provenant du laboratoire, d'où la possibilité de préparer les émulsions à l'avance.

Dose. — 5 à 10 millions de microbes de l'acné répétés tous les cinq jours à dix jours.

120 à 225 millions tous les cinq, dix ou quinze jours.

On peut commencer par injecter 1/2 centimètre cube, soit 50 millions de staphylocoques, à

[1] EM. SAALFELD (Berlin), Traitement des dermatoses par les vaccins (*Medizinische Klinik*, 1911, n° 9, 26 février, p. 375).

la troisième injection, 100, avec possibilité de monter à 300 millions et même plus, s'il est nécessaire (Saalfeld). Une injection tous les 3, 4 ou 5 jours. Les petites doses ne servent qu'à tâter la susceptibilité, mais se montrent peu efficaces.

VACCIN ANTISTREPTOCCOCIQUE.

Nature de la préparation. — Émulsion de cultures du microbe du malade à cause des variétés nombreuses du streptocoque.

Mode d'administration. — Comme les autres vaccins bactériens, mais le contrôle opsonique est nécessaire.

Indications. — *Endocardite à streptocoque, érysipèle, scarlatine*[1].

VACCINS ANTITUBERCULEUX OU TUBERCULINES. — TUBERCULINOTHÉRAPIE.

TUBERCULINES DE KOCH[2].

Nature et mode de préparation de l'agent thérapeutique. — Première tuberculine de Koch (T. A.). — Extrait de bacilles tuberculeux par concentration au bain-marie jusqu'à réduction au 1/10e d'une culture sur bouillon glycériné à 5 p. 100.

Elle contient 50 p. 100 de glycérine.

On injecte bouillon et bacille chauffés.

---

[1] A. Lassueur (Lausanne), Traitement de l'acné pustuleuse par les vaccins (*Annales de dermatologie et de syphiligraphie*, juillet 1910, n° 7, p. 377).

[2] R. Verhoogen, Traitement de la tuberculose pulmonaire par les tuberculines de Koch (*Société des sciences médicales et naturelles de Bruxelles*, 3 mai 1909).

Deuxième tuberculine de Koch (E. B.). — Même préparation, mais avec un bouillon alcalinisé pour désagréger les bacilles ; elle représente des bacilles tuberculeux, tués par la chaleur à 115°, desséchés, puis broyés dans un mortier d'agate et émulsionnés dans partie égale d'eau distillée. Le liquide centrifugé qui surnage est additionné de son poids de glycérine. La préparation représente 10 milligrammes par centimètre cube.

Troisième tuberculine de Koch (T. R.). — Même préparation que la deuxième, mais centrifugeage de l'extrait, d'où séparation en deux couches T. O. et T. R. ; T. R. possède une plus grande activité.

Tuberculine de l'Institut Pasteur de Paris. — Culture du bacille de tuberculose aviaire en bouillon glycériné, culture en voile qui apparaît du quinzième au vingt-septième jour, à + 37° ; culture complète au trente-deuxième ou trente-cinquième jour. Cette culture totale est stérilisée à + 100°, et concentrée au 1/10e au bain-marie ; ce liquide, filtré sur papier, constitue la *tuberculine brute*. C'est un liquide brunâtre, sirupeux, à odeur agréable un peu spéciale.

Mode d'emploi. — Tuberculine de l'Institut Pasteur « pour usage médical » en ampoules dont 1 centimètre cube = 10 milligrammes de tuberculine solide précipitée par l'alcool.

Pour l'emploi, L. Renon recommande ce qui suit :

Diluer dans la solution physiologique de chlorure de sodium à 8 p. 1000, de façon que 1 centimètre cube = 1/500e de milligramme de tuberculine solide.

Emplir de la solution des ampoules noires de 2 centimètres cubes.

Stériliser à l'autoclave.

Conserver à l'abri de la lumière.

Dose. — On n'utilise que des dilutions très faibles et on n'injecte que quelques gouttes.

Débuter par 1/250e de milligramme de tuberculine de Koch préparée à l'Institut Pasteur; n'augmenter que tous les huit ou dix jours (Guinard [1]).

Renon recommande 1/4 de centimètre cube de a solution à 1/500e de milligramme à 2 centimètres cubes et demi, soit 1/2 millième de milligramme à 2 centièmes de milligramme de tuberculine solide.

Tous les quatre ou douze jours, selon les réactions, pendant un à huit mois.

Jamais on ne doit *produire de réaction* sensible.

Pour l'injection intradermique commencer par 1/2 à 1/1000e de milligramme; les doses les plus fortes n'excèdent pas 3/10e de milligramme (Mantoux).

Mode d'administration. — Injection sous-cutanée, peau de l'abdomen. Injections intramusculaires, fesse : injections intradermiques, avant-bras, bras, face antérieure de la cuisse (Ch. Mantoux) [2].

Tenir les malades au repos, le jour de l'injection.

La résistance naturelle de l'organisme à la tuber-

---

[1] GUINARD, Traitement de la tuberculose pulmonaire par la tuberculine (*Congrès français de médecine*, 9e session, Paris, oct. 1907).

[2] CH. MANTOUX. La voie intradermique en tuberculinothérapie. *Presse médicale*, no 14, 17 février 1912).

culine marche parallèlement au pouvoir du sang à la neutraliser[1].

Effets. — A la suite de l'injection, il se produit une réaction fébrile plus ou moins accentuée, ce qui a servi pour le diagnostic.

Il y a poussée congestive du côté des lésions, d'où parfois bénéfice thérapeutique[2].

Certains auteurs, comme Stiénon[3] (de Bruxelles), dénient toute action à la tuberculine sur les lésions.

Anaphylaxie. — Dans l'emploi de la tuberculine, on doit tenir compte de la possibilité d'*anaphylaxie*, cette hypersensibilité acquise provoquée par des doses antérieures.

Cette anaphylaxie peut se reconnaître par l'action produite sur le malade soit au niveau des tissus sains, soit au niveau des lésions tuberculeuses, soit sur l'état général.

En voici les signes[4] :

1° Action sur les tissus sains. — On peut observer au point de la piqûre la succession des phénomènes réactionnels suivants : œdème mou, œdème inflammatoire, nécrose. Ces manifestations de l'anaphylaxie peuvent se montrer à l'endroit même d'une ancienne piqûre.

[1] Pikert, De la résistance naturelle de l'organisme à la tuberculine (*Deutsche mediz. Wochenschrift*, 10 juin 1909).

[2] G. Kuss, De l'utilité des réactions de foyer dans le traitement des tuberculoses pulmonaires par la tuberculine (*Bulletin médical*, 16 juin 1909).

[3] Stiénon, *Société des sciences médicales et naturelles de Bruxelles*, 3 mai 1909. Discussion.

[4] G. Kuss, Considérations pratiques sur la tuberculinothérapie (*Bulletin médical*, 27 mars 1909).

2° Action locale sur les foyers tuberculeux. — Ce sont en gros des phénomènes de poussées congestives, chez les lupiques, poussées inflammatoire et œdémateuse, chez les tuberculeux pulmonaires, râles fins en bouffées, hémoptysies.

3° Action générale. — En dehors de la prostration, du malaise, des vomissements, l'anaphylaxie se révèle par des *élévations thermiques*.

Ces accidents plus ou moins sérieux peuvent se présenter très rapidement, quinze à vingt secondes parfois seulement après l'injection, mais aussi quarante-cinq minutes. Lipothymie, quasi-syncope, alternatives de congestion ou de pâleur de la face, plaques blanches de vaso-constriction, tachycardie, oppression vive, sensation de malaise avec constriction thoracique, troubles oculaires, sueurs profuses, puis réaction thermique, diarrhée, intolérance gastrique, faiblesse et, dans quelques cas, fin assez rapide ou aggravation notable.

Chez les anaphylactiques, on note, avec la leucopénie, la disparition des globulins par suite de leur hyperagglutinabilité, comme dans l'intoxication par les peptones. Il s'agirait d'une espèce d'*intoxication colloïdale* [1].

La constatation de l'anaphylaxie nécessite d'orienter le traitement d'une certaine façon basée sur ce fait d'observation que *l'anaphylaxie se produit* surtout *avec de petites doses*. D'où la règle pratique :

En cas d'anaphylaxie à la tuberculine : 1° *laisser*

---

[1] Achard et M. Aynaud, Les globulins dans l'anaphylaxie (*Société de biologie*, 10 juillet 1909).

reposer douze à quinze jours ; 2° reprendre la tuberculine à une *dose très augmentée.* Ne pas persister dans les petites doses et surtout ne pas diminuer.

En somme, *commencer à dose modérée*, puis *augmenter progressivement et lentement*, avec prudence. *Après une réaction, toujours interrompre* (Küss) pour *reprendre à dose un peu plus forte.*

On a donné comme moyen d'éviter l'anaphylaxie de recourir à la voie rectale pour l'administration de la tuberculine. Malgré cette précaution, des accidents peuvent se produire, comme l'ont observé Dumarest et F. Arloing [1].

Indications. — *Tuberculose pulmonaire*, mais dans les conditions suivantes [2] : *apyrexie*, 37°,8 au maximum le soir. Tuberculose au *début*, tuberculose *lente*, *loin des hémoptysies* du début (deux à trois mois) ; tuberculoses *torpides, déjà améliorées* par la cure d'air, etc., mais à signes physiques stationnaires ; *tuberculoses anciennes*, mais *arrêtées* ; *tuberculoses externes, lupus.*

Dans les *adénopathies tuberculeuses*, on pourrait utiliser la tuberculine pour aider l'évacuation des masses caséiformes qui se ramollissent sous son influence.

Tuberculoses génito-urinaires [3], rénales, vésicales, testiculaires, etc.

---

[1] F. Dumarest et F. Arloing, Des accidents aigus de la sérothérapie antituberculeuse (*Société d'études scientifiques sur la tuberculose*, 11 mars 1909). — Guinard, *Ibid.*

[2] L. Rénon, Les indications de la tuberculine dans la phtisiothérapie (*Société médicale des hôpitaux*, 2 avril 1909).

[3] W. Karo, La tuberculine dans le traitement des tuberculoses génito-urinaires (*Münchner medic. Wochenschrift*, 14 septembre 1909).

Contre-indications. — *Tuberculoses fébriles, hémoptoïques, tuberculoses à marche aiguë, en activité progressive; tuberculoses très cavitaires.*

Cuti-thérapeutique.

Principe de la méthode. — Au lieu d'injections sous-cutanées et d'une action générale, on cherche une action localisée sur les tuberculoses cutanées.

Technique. — Pour la *cuti-réaction* (Nagenschmidt), on procède par scarification sur les régions malades et par inoculation de tuberculine.

Il serait indifférent de se servir de l'ancienne tuberculine de Koch ou d'une dilution faible, celle utilisée pour l'ophtalmo-réaction de Calmette.

Pour limiter la réaction générale, déposer quelques gouttes sur les placards lupiques ou autres tuberculoses cutanées, excorier la peau par grattage superficiel, attendre quinze à vingt secondes, puis absorber l'excédent de tuberculine avec de la ouate hydrophile sèche ou du buvard.

Effets. — Au lieu de provoquer une prompte papule surmontée d'une croûtelle, *réaction locale* aboutissant à la suppuration et à l'ulcération, puis cicatrisation et régression; mais avec cicatrices peu esthétiques, si l'on emploie la méthode seule.

Réaction générale, courbature, fièvre.

Indications. — *Lupus* en placard, *tuberculose verruqueuse* de la peau, mais seulement (Nagenschmidt) pour parfaire les résultats de la photothérapie[1].

[1] NAGENSCHMIDT, La cuti-réaction à la tuberculine comme moyen de diagnostic et de traitement des lésions tuber-

TUBERCULINE DE DENYS (de Louvain), B. F.

Mode de préparation, nature[1]. — Sous la désignation abréviative B. F., l'Institut de bactériologie de Louvain prépare une tuberculine en solution de *bouillon filtré* de bacille de la tuberculose.

1° Culture de bacille tuberculeux humain sur bouillon de bœuf peptonisé et additionné de 5 p. 100 de glycérine.

2° Filtrer au filtre Chamberland de porcelaine dégourdie, sans autre manipulation, sans adjonction de substance chimique, sans chauffage.

On obtient un liquide transparent, jaune brun. Mais, comme son action est trop forte au début de la tuberculose, il en est préparé une série de dilutions (voir notre édition de 1912).

Indications. — Dilution au $\frac{1}{100\,000}$: *Tuberculose* chez les *fébricitants.*

Dilution 0 au $\frac{1}{1\,000}$: *Tuberculose apyrétique.*

Éviter autant que possible toutes les réactions, même les plus légères. Donc manier prudemment le produit[2].

Toutes les formes de tuberculose, mais surtout celles à température normale, lésions peu étendues,

---

culeuses de la peau (*Deutsche medicinische Wochenschrift,* 3 oct. 1907).

[1] DENYS, Le bouillon filtré de bacille de la tuberculose dans le traitement de la tuberculose humaine, 1905.

[2] STÉPHANI (de Montana) et GOURAUD (de Paris), Traitement de la tuberculose par la tuberculine (*Congrès français de médecine,* 9e session, Paris, 1907).

appétit satisfaisant, évolution lente, accoutumance facile aux injections de bouillon filtré.

Contre-indications. — *Tuberculoses rapidement mortelles.*

Fièvre élevée et tenace, lésions étendues aux deux poumons, appétit mauvais, intolérance aux injections constituent des conditions défavorables.

TUBERCULINE DE JACOBS (de Bruxelles), T. J.

Préparation. — Dilution d'extraits protoplasmiques de bacilles de Koch, de virulence connue, ne contenant pas de corps microbien, titrée expérimentalement, en ampoules stérilisées de couleurs différentes, correspondantes aux dilutions de plus en plus fortes.

Mode d'emploi. — Injections hypodermiques.

Dose. — Injecter de 4 à 6 ampoules n° I, à 6 jours en moyenne d'intervalle, autant des n°s II et III, etc.[1].

On ne doit *jamais provoquer de réaction* générale.

Action. — La tuberculine de Jacobs a l'air d'agir surtout sur les microbes associés au bacille de Koch.

Indications. — *Tuberculoses pulmonaires au premier degré* et *tuberculoses extrapulmonaires, lupus, adénopathies*[2].

---

[1] Jacobs (de Bruxelles), *Société internationale de la tuberculose*, mai 1906.

[2] Mongour, Traitement de la tuberculose pulmonaire par la tuberculine T. J. (*Journal de médecine de Bordeaux*, n° 22, 1909).

TUBERCULINE DE BERANECK [1].

Nature et mode de préparation. — 1° cultures de bacilles tuberculeux humains ; 2° la préparation comprend : *a*) des toxines diffusibles ou exotoxines ; *b*) des endotoxines.

Les exotoxines, TB, sont produites par le bacille tuberculeux cultivant dans un bouillon glycériné non peptonisé et non neutralisé.

Les endotoxines, AT, sont des toxines extraites des corps bacillaires par l'acide orthophosphorique à 1 p. 100.

La tuberculine Beraneck représente un mélange à parties égales de TB et de AT.

A 19 centimètres cubes d'eau stérilisée, on ajoute 1/2 centimètre cube de TB et 1/2 centimètre cube de AT.

On obtient ainsi une dilution au 1/20 qui sert à préparer les différentes solutions destinées aux usages thérapeutiques.

Chaque flacon contient 10 centimètres cubes d'une de ces solutions à conserver au frais et à l'obscurité.

Mode d'administration. — *Injections sous-cutanées* ou *injections profondes locales* dans les articulations ou les foyers osseux, ou *lavements*.

Répéter les injections hypodermiques tous les trois jours, plutôt le matin, soit sous la peau du thorax (ce qui est préférable), soit sous la peau des bras [2].

---

[1] BERANECK, Traitement des différentes formes de tuberculose par la tuberculine Beraneck (*Société vaudoise de médecine*, 7 juin 1906). — BAUER, Traitement de la tuberculose pulmonaire par la tuberculine (*Congrès français de médecine*, 9e session. Paris, oct. 1907).

[2] SAHLI, Ueber Tuberkulinbehandlung. Bâle. — Le traitement de la tuberculose par la tuberculine. Genève.

BACILLOSINE DE E. VAILLANT[1] (DE PARIS).

Principe de la méthode. — La tuberculine, celle de Koch en particulier, contient les produits des corps bacillaires qui provoquent l'inflammation, la leucocytose et la nécrose. Les éliminer semble préférable.

Nature et mode de préparation. — 1° Culture de bacille tuberculeux humain en bouillon glycériné.

2° Distillations fractionnées de cette culture à l'abri de l'oxygène et de tous les oxydacides dans un courant d'azote.

Le produit ne contient plus de corps bacillaires. C'est une solution glycéro-aqueuse de toxines tuberculeuses avec les peptones et les matières albuminoïdes du bouillon.

De cette solution mère, on confectionne trois dilutions : n°s 0, 1 et 2.

Mode d'administration. — Injections intramusculaires, derrière le grand trochanter, dans les muscles fessiers.

Dose. — A chaque injection, 2 centimètres cubes.

Une injection trois fois par semaine, une au plus tous les deux jours, une au moins deux fois par semaine.

Commencer par dix injections n° 0, puis dix n° 1, et continuer par un nombre indéterminé de n° 2 jusqu'à guérison.

---

[1] E. Vaillant (de Paris), La bacillosine, étude clinique et expérimentale (*IIIe Congrès français de climatothérapie et d'hygiène urbaine*, 1-10 avril 1907).

CHLOROFORMO-BACILLINE D'AUCLAIR [1].

Nature de la préparation. — Extrait chloroformique de bacille.

Effets. — Suivant les doses, réaction exsudative ou plastique.

TUBERCULINES DE CARL SPENGLER [2].

Principe de la méthode. — L'emploi des tuberculines et vaccins adoptés par l'auteur repose sur :

1° Les propriétés différentes des bacilles tuberculeux bovins et des bacilles tuberculeux humains.

2° L'existence chez l'homme tuberculeux des deux catégories de bacilles bovins et humains avec prédominance de l'un ou de l'autre; ordinairement prédominance du bacille humain chez l'homme atteint de tuberculose pulmonaire grave, rapide, fébrile.

Du reste, il est possible de constater dans les divers produits tuberculeux, à côté des bacilles minces et grêles (type humain), des bacilles gros et courts (type bovin), différenciables par les procédés spéciaux de coloration.

Dans le sérum des sujets tuberculeux, on peut déceler la variété des agglutinines et des précipitines qu'il contient.

Nature de l'agent médicamenteux. — Partant de ces données scientifiques, le Dr Carl Spengler

---

[1] D. Courcoux, Lésions produites par la chloroformo-bacilline d'Auclair inoculée dans la cavité pleurale (*Société de biologie*, 31 janvier 1909).

[2] André Bergeron, Tuberculine et vaccins de Carl Spengler, principes de sa méthode (*Presse médicale*, n° 99, 7 décembre 1907, p. 798). — Les corps immunisants de Carl Spengler (*Presse médicale*, n° 32, 21 avril 1909).

emploie deux tuberculines, une tuberculine humaine, variante de la tuberculine primitive de Koch ou ATO, une tuberculine bovine PTO, et, de plus, deux vaccins, TBV et PV, ou émulsion de corps bacillaires.

On emploie l'une ou l'autre, selon les cas.

Dose. — On commence par injecter 1/10.000e à 1/1000e de milligramme des tuberculines et 1/100 000 000e à 1/1 000 000e de milligramme des vaccins.

Mais il y a difficulté à déterminer la catégorie de bacille ; aussi serait-il plus simple d'avoir à employer toujours le même produit. Carl Spengler [1] a mis au jour une nouvelle tuberculine IK.

Il se base sur ce fait que les anticorps seraient liés aux hématies.

Mode de préparation de IK. — On prélève les hématies d'animaux immunisés pour les deux bacilles. On débarrasse le produit de la majeure partie des albumines et des matières colorantes du sang.

Le produit se présente sous l'aspect d'un liquide clair. Pour l'usage, diluer dans la solution :

Chlorure de sodium	8gr,5 centigr.
Acide phénique	5 grammes.
Eau distillée Q. S. pour	1 litre.

Ou bien :

Acide phénique	2,5
Chlorure de sodium	5,0
Eau distillée	1 litre.

(C. Benoit [2]).

---

[1] Carl Spengler, Tuberkulose-immunblut, Tuberkulose immunilat und Tuberkulose-immunblut (IK) Behandlung (*Deutsche med. Wochenschrift*, n° 38, 1908).

[2] C. Benoit. Sur l'emploi des corps immunisants de Spengler

Diluer les dilutions à 1, à 2, à 3, à 4 dixièmes. Commencer par la plus faible et par un quart de centimètre cube par injection.

TULASE (de Behring).

Pour mémoire.

TUBERCULINE ANTAGONISTE DE KLEBS (BST) [1].

Principe de la méthode. — Les bacilles tuberculeux des animaux à sang froid, comme l'orvet, mélangés aux bacilles humains, font perdre à ceux-ci leurs propriétés pathogènes.

Nature de la préparation. — Extrait de bacilles tuberculeux de l'orvet. Solution ou tablettes.

Mode d'administration. — Voie buccale, voie hypodermique.

TUBERCULINE BOVINE [2].

Nature de la préparation. — Tuberculine préparée avec des bacilles de provenance bovine [3].

Cette tuberculine serait moins irritante et produirait moins de réaction que la tuberculine issue de bacilles humains.

Résultats. — Surtout au début dans les localisa-

---

dans le traitement des tuberculoses osseuses et ganglionnaires (*Journ. des praticiens*, n° 14, 6 avril 1912).

[1] KLEBS, Thérapeutique antagoniste de la tuberculose et phylogenèse réversible (*Société de médecine berlinoise*, 21 juillet 1909).

[2] NATHAN RAW, Traitement de la tuberculose pulmonaire avec une tuberculine d'origine bovine (*The Lancet*, n° XIV, 1911).

[3] HOFFMANN et MARTIN (Breslau), Emploi d'un filtrat composé de crachats et de sérum artificiel dans le traitement de la tuberculose pulmonaire (*Mediz. Klin.*, t. VIII, n° 21, 26 mai 1912, p. 867).

tions sans les deux sommes ou ganglions ou une articulation.

Dans les cas d'infection secondaire, peu d'action.

TUBERCULINE DE HOFFMANN ET DE MARTIN.

Nature de la préparation.

Crachats tuberculeux.................... } ãã
Sérum artificiel à 5 p. 1000................ }

Pendant quinze jours, agiter fréquemment le mélange.

Une heure par jour, mise à l'autoclave à 50 à 55°.

Filtrer au filtre Berkefeld.

Mode d'administration. Doses. — Débuter par une solution de un de filtrat pour neuf de sérum artificiel à 1 p. 100, soit 0,0002 centimètres cubes de filtrat, augmenter progressivement, sans dépasser un centimètre cube du filtrat initial; répéter deux fois par semaine.

VACCINS ANTITYPHIQUES OU ANTITYPHOIDIQUES[1].

Nature de la préparation. — Les antigènes employés dans la vaccinothérapie pour provoquer la formation des anticorps protecteurs, sont :

1° Les bacilles vivants;

2° Les bacilles tués par la chaleur à 53 ou 55° et 60°;

3° L'autolysat en eau physiologique à 37° de bacilles vivants prélevés d'une culture sur gélose de vingt-quatre heures.

D'où trois variétés de vaccins.

---

[1] SCHOENAKER, Vaccination antityphoïdique (*New York medical Journal*, 6 février 1909).

I. *Bacilles vivants* (Castellani).

Nature de la préparation. — Culture de vingt-quatre heures de bacilles typhiques sur gélose.

Dose. — 1 à 250 millions de bacilles[1], répétée tous les deux ou trois jours.

Mode d'administration. — Injection intra-musculaire.

Ce vaccin se montrerait le plus actif, mais son maniement peut provoquer des accidents.

II. *Bacilles tués* (Pfeiffer et Kolle, Wright, Lehmann).

Nature de la préparation. — Culture de bacilles d'Eberth en solution saline tués par la chaleur humide à 55° ou à 60°, additionnés de 0,4 p. 100 de lysol.

En Amérique, le vaccin utilisé dans l'armée se prépare à l'aide d'une culture sur gélose de dix-huit heures, après émulsion chauffée à 56° et additionnée de tricrésol.

Mode d'administration. Doses. — Ces trois variétés de vaccin, anglaise, allemande, américaine s'emploient d'une façon très sensiblement semblable, comme suit :

Trois inoculations à une semaine d'intervalle aux doses suivantes :

Première inoculation : injection de 1/2 centimètre cube représentant 500 millions de bacilles morts.

Deuxième inoculation : 1 centimètre cube, soit 1 000 millions de bacilles.

---

[1] Hollès, Traitement de la fièvre typhoïde par les vaccins (*Académie de médecine de New-York*, 15 mai 1910).

Troisième inoculation : 1 centimètre cube et demi, soit 1 500 millions de bacilles.

En tout donc, un total de 3 centimètres cubes de vaccin, représentant un total de 3 milliards de bacilles **typhiques morts préparés en vaccin.**

Certains auteurs avec Spooner et Chantemesse préconisent une quatrième injection. Dans ce cas, les inoculations se suivent à 5 à 6 jours d'intervalle.

Lieu d'élection. — Région deltoïdienne.

Conditions nécessaires. — 1° Examen et mise en observation quelques jours des sujets à inoculer pour s'assurer qu'ils ne sont ni malades, ni déprimés, ni affaiblis.

2° Asepsie des mains du vaccinateur.

3° Badigeonnage préalable à la teinture d'iode de la région choisie.

4° Stérilisation de la seringue, de l'aiguille à chaque injection.

5° Les provisions de vaccin seront renouvelées tous les trois mois.

Durée de la préservation. — 3 à 4 ans. Donc revaccination nécessaire [1].

Époque de la vaccination. — De préférence au *moment où l'endémie typhique* est au minimum, mais en cas d'urgence, *en tout temps*, parce que la *phase négative* ou de réceptivité, accrue par la baisse de l'indice opsonique, ne s'observe plus maintenant qu'on n'injecte pas des doses massives de bacilles virulents comme au début.

---

[1] Landouzy, Sur l'emploi facultatif de la vaccination antityphique dans l'armée (*Rapport présenté à la commission d'hygiène et d'épidémiologie militaire, Presse médicale*, 2 septembre 1911).

Effets. — 1° Pouvoir agglutinant du sérum élevé au maximum jusqu'à 1/12872.

2° Pouvoir bactéricide même dans une solution au 1/20.

3° Bacilles typhiques sphérulés ou même dissous.

Inconvénients. — Vive douleur locale, œdème, lymphangite, fièvre.

Phase négative de l'indice opsonique qui rend le sujet hypersensible à l'infection éberthienne pendant une ou trois semaines mais seulement avec les premiers vaccins qui comportaient des hautes doses.

VACCIN DE CHANTEMESSE.

Bacilles typhiques chauffés pendant 1 heure à 60°, dilués dans de l'eau physiologique, numérés au compte-globules.

Mode d'administration. Doses. — Injection hypodermique deltoïdienne.

4 inoculations à 5 ou 6 jours d'intervalle : 1° $0^{cc},01$, 2° $0^{cc},02$, 3° $0^{cc},03$, 4° $0^{cc},04$.

La première injection contient 1 800 000 microbes morts, la dernière 2 milliards.

Réaction locale. — 2 à 4 heures après l'inoculation : 1° tension, sensation de fatigue, douleur de la région inoculée, jusqu'au soir ; 2° tuméfaction de la largeur d'une pièce de 5 francs, rosée, œdémateuse ou un peu indurée, d'une durée maxima d'environ 3 jours. Une piqûre réagit plus que les autres d'ordinaire.

Réaction générale. — Pas de fièvre, malaise léger le soir. Céphalée dans un dixième des cas.

Là ou les inoculations qui en suivent une accompagnée de réaction en restent indemnes.

Pour éviter les réactions postvaccinales quelquefois pénibles, M. Thiroloix[1] conseille de faire précéder les injections hypodermiques de vaccin de l'absorption buccale de bouillon de culture de bacille typhique stérilisé.

Dans les *injections intraveineuses*, il faut n'injecter que de 2 à 5 millions de bacilles, pour éviter les réactions trop fortes.

Emploi curatif. — Le vaccin antityphique peut servir au traitement de la fièvre typhoïde déclarée.

Doses. — Vaccin antityphique, c'est-à-dire cultures stérilisées à 56° de 100 à 700 millions de microbes, ou, d'après Netter, 500 millions, trois jours consécutifs[2].

Résultats. — Baisse la mortalité de 10,5 à 7,1 p. 100.

Effets. — Chute marquée de la température, qui rarement persiste, mais le relèvement de la courbe n'atteint pas le niveau antérieur au traitement.

Peut-être y aurait-il tendance aux hémorragies[3], mais le fait demande confirmation.

---

[1] Thiroloix, Vaccination antityphique (*Soc. méd. des hôpitaux*, 7 février 1913). — Sur la vaccination typhique intraveineuse (*Ibid.*, 18 juillet 1913).

[2] Arn. Netter, Vaccinothérapie dans la fièvre typhoïde (*Soc. méd. des hôpitaux*, 11 juillet 1913).

[3] Sacquépée et Chevrel, Sur la vaccination antityphoïdique (*Soc. méd. des hôpitaux*, 23 avril 1913).

III. *Autolysat* de bacilles vivants[1].

VACCIN DE VINCENT.

Cultures de bacilles de multiples races, spécialement du pays où se font les vaccinations, de vingt-quatre et de quarante-huit heures, mises à macérer vivantes dans l'eau physiologique à 38°, pendant 24 à 48 heures suivant la puissance du vaccin désiré.

Centrifugage des autolysats, stérilisation par addition d'éther. Au moment de l'emploi, évaporation de l'éther à l'étuve à 38° ou par un bain-marie à la même température.

Contient 400 millimètres de bacilles par centimètre cube.

Doses. — 4 injections à 8 jours d'intervalle, la première de 0,30 centimètre cube, la deuxième de 0,80 centimètre cube, la troisième de 1 centimètre cube, la quatrième de 2 à 2^{cc},50, suivant âge ou conditions.

Les deux premières injections sont faites avec des autolysats de vingt-quatre heures, les deux dernières avec des autolysats de 48 heures.

Lieu d'élection. — Région deltoïdienne ou flanc.

Mode d'administration. — Injection sous-cutanée.

Effets. — Augmentation du pouvoir bactériolytique, précipitant et agglutinant du sang.

Les sujets vaccinés à l'aide des vaccins bacillaires (cultures de bacilles d'Eberth tués par la chaleur), ont présenté un chiffre de cas de fièvre typhoïde au moins

[1] H. VINCENT, Immunisation active de l'homme contre la fièvre typhoïde par un nouveau vaccin antityphique (*Académie des sciences*, 7 et 14 février 1910). — H. VINCENT, La vaccination antityphique (*Académie de médecine*, 24 janvier 1911 et *XVII*e *Congrès internat. des sc. méd.*, Londres, août 1913).

deux fois plus faible que les sujets non vaccinés.

Le pourcentage des décès survenus chez les sujets vaccinés est deux fois moindre que chez les typhoïsants non soumis à l'inoculation.

Il est préférable de pratiquer jusqu'à trois inoculations et non pas une seule.

L'immunité ainsi créée tiendrait un à quatre ans, au bout de ce temps, il faut recommencer.

Le vaccin de Vincent, outre son pouvoir préventif, aurait aussi une action curative au moins dans les infections récentes non seulement pendant l'incubation [1], mais même au début de l'invasion.

Réveil possible du paludisme, arrêté par l'administration de quinine.

VACCIN DE C. NICOLLE, A. CONOR ET E. CONSEIL (Tunis)[2].

Nature de la préparation. — Émulsion de bacille typhique en eau physiologique, chauffée et soumise à trois centrifugations successives.

Mode d'administration. — *Injection intraveineuse.*

Effets. — Pas de réaction, ni de douleur locale.

Action. — Production notable d'anticorps.

VACCIN LYONNAIS[3].

Nature de la préparation. — Vaccin polyvalent

[1] VINCENT, Sur l'immunisation active de l'homme contre la fièvre typhoïde (*Acad. des sc.*, 26 août 1912).

[2] CH. NICOLLE, A. CONOR et E. CONSEIL, Inoculation intraveineuse de bacilles typhiques morts (*Acad. des sc.*, 18 nov. 1912).

[3] JULES COURMONT et A. ROCHAIX (Lyon), Vaccination antityphique. L'immunisation par voie rectale (*Académie des sciences*, 20 mars 1911 et 26 février 1912). — Traitement de la fièvre typhoïde par les lavements de cultures tuées du bacille d'Eberth (*Soc. méd. des hôp.*, 17 mai 1912).

préparé à l'aide d'une culture de huit variétés de bacilles d'Eberth âgées de huit jours et tuées à $+ 53^{\circ}$.

Mode d'administration. — Voie intestinale (par la voie buccale, la préparation mal tolérée provoque des malaises).

Le *lavement* se compose de la culture tuée à $+ 53^{\circ}$, additionnée de quelques gouttes de laudanum, administré avec une longue canule souple rectale.

Administrer en 5 jours, trois lavements de 100 centimètres cubes.

Effets. — 1° Apparition dans le sérum sanguin des propriétés agglutinantes, bactériolytiques et bactéricides.

2° Maximum, environ trois semaines après le premier lavement.

3° Maximum inégal des trois propriétés : taux agglutinant et bactériolytique plus faible que le taux bactéricide d'abord élevé.

4° Courbe du pouvoir agglutinant à variations. Courbe bactériolytique et bactéricide plus régulière.

5° Pas de parallélisme entre les trois courbes.

6° Propriétés agglutinante, bactériolytique et bactéricide décélables encore au bout de six mois, disparaissant ensuite.

7° Apparition et durée de la présence des anticorps dans le sang, à peu près semblable à celles de la voie intestinale, mais taux moins élevé que par la voie sous-cutanée.

Le vaccin polyvalent peut servir non seulement à la *prophylaxie*, mais aussi au *traitement* à des doses même élevées à 50 millions à 150 millions de bacilles.

Au point de vue de la durée de l'immunisation, J. Courmont et A. Rochaix [1] ont fait les constatations suivantes :

1° Les propriétés acquises par le sérum des sujets ayant reçu 300 centimètres cubes de sérum en lavement, disparaissent vers le septième mois.

2° On le fait réapparaître, dans les mêmes conditions, avec de nouveaux lavements administrés au bout d'un an.

3° Elles semblent disparaître plus vite que la première fois.

4° Un seul lavement de 100 centimètres cubes suffit à le faire apparaître dès le deuxième jour, mais leur disparition est alors très rapide.

5° La dose de trois lavements de 100 centimètres cubes paraît la meilleure pour cette seconde vaccination, comme pour la première.

AUTOVACCINATION ANTITYPHIQUE (O. Josué et F. Belloir).

Nature de la préparation. — Bacille d'Eberth du malade même. Hémoculture avec 10 centimètres cubes de sang du malade dans 150 centimètres cubes de bouillon peptonisé très légèrement et très exactement alcalinisé. Mise à l'étuve à 37° pendant quarante-huit heures. Identification du bacille et, avec le liquide même de cette hémoculture, fabrication du vaccin en tuant les bacilles par la chaleur à 58° pendant six heures. Numération des bacilles à l'hématimètre Malassez.

---

[1] J. Courmont et A. Rochaix, Immunisation antityphique de l'homme par voie intestinale (*Acad. des sc.*, 24 juin 1912).

Mode d'administration. Dose. — *Injections sous-cutanées* ; trois injections à douze heures d'intervalle de 200 millions de bacilles tués.

Si au bout de cinq jours, la température dépasse 38°, nouvelle injection de 200 millions de bacilles.

Résultats. — 1° *Cas très graves* : évolution, après la vaccination, comme des fièvres typhoïdes de moyenne intensité qui se terminent favorablement en un laps de temps variant de trois semaines à un mois d'évolution totale.

2° *Formes moyennes* : sédation rapide, diminution de fréquence du pouls précédant en général la chute thermique. Parfois, évolution prolongée un peu avec oscillations entre 37 et 38°; une nouvelle injection amène la guérison définitive.

4° *Formes bénignes* : sédation souvent immédiate.

Pas d'accidents attribuables à l'autovaccination. Injection souvent indolore; dans d'autres cas, douloureuse : la douleur, jamais très vive, peut persister plusieurs heures et même quelques jours. Jamais ni rougeur, ni tuméfaction, ni, à plus forte raison, d'abcès au point d'inoculation.

Pas de réaction générale, ou seulement un peu d'élévation thermique passagère.

Tonification du système cardio-vasculaire. Diurèse.

Contre-indications générales de la vaccination antityphique[1]. — *Tuberculose* (réaction analogue à

[1] Louis et Combe, Contre-indication de la vaccination antityphique (*Revue d'hygiène*, décembre 1912).

celle de la tuberculine), *paludisme* en accès, *syphilis* en activité, *cardiopathies, mal de Brigth, diabète, névropathies, cachexies.*

VACCIN TYPHIQUE IRRADIÉ[1].

Nature de la préparation. — Culture typhique de virulence moyenne sur gélose de quarante-huit heures, émulsionnée dans l'eau physiologique à la dose de 5 milligr. par centimètre cube. Irradiation par la lampe de quartz pendant trente minutes.

Mode d'administration. — Injections sous-cutanées.

VACCIN ANTITYPHIQUE IODÉ DE RANQUE ET LÉNEZ[2].

Nature de la préparation. — Culture de bacille typhique stérilisée par une solution iodo-iodurée, neutralisée par l'hyposulfite de soude.

Même emploi que les autres vaccins antityphiques.

VACCIN DE METCHNIKOFF ET BESREDKA (BACILLES VIVANTS)[3].

Nature de la préparation. — Culture pure de bacille typhique sur agar, diluée au centième et sensibilisée avec un sérum spécifique anti-endotoxique très actif.

Mode d'administration. Dose. — Un centimètre cube

---

[1] MAURICE RENAUD, Immunisation préventive et thérapeutique par de nouveaux vaccins obtenus grâce aux rayons violets (Paris, 1911 ; Rousset, éditeur).

[2] H. REYNES (Marseille), Vaccin antityphique des docteurs Ranque et Sénez (*XVIIe Congrès intern. des sc. méd.*, Londres, août 1913).

[3] ÉLIE METCHNIKOFF et AL. BESREDKA, Sur la vaccination contre la fièvre typhoïde (*Acad. des sc.*, 8 juillet 1912, et *Ann. de l'Inst. Pasteur*).

sous la peau de la paroi abdominale. Huit à dix jours plus tard, 2 centimètres cubes contre la fièvre typhoïde déclarée. MM. Delteil, Nègre et Reynaud, à Alger, ont injecté à plusieurs reprises jusqu'à 4 centimètres cubes sans inconvénient, au contraire avec avantage pour les malades.

Effets. — *Réaction locale* légère ; au plus, érythème passager. Douleur nulle ou insignifiante.

Réaction générale : tout au plus 38° et très exceptionnellement 39°.

Pas de bacilles dans le sang, ni dans les fèces, ni dans l'urine. *Les inoculés ne sont pas porteurs de bacilles.*

VACCINS COMBINÉS[1].

Nature de la préparation. — Vaccins de *Streptococcus pyogenes aureus*, *Staphylococcus pyogenes aureus*, *albus*, *citrus*, *Bacillus coli communis*, *Diplococcus pneumoniæ*, en combinaison, selon les cas.

Indications. — *Appendicite infectieuse*, *septicémie puerpérale*, *pneumonie infectieuse.*

VACCINS SENSIBILISÉS[2].

Culture hypervirulente (1 centimètre cube dilué à un milliardième de centimètre cube tue un lapin) de streptocoque dans le bouillon sérum de Marmorek, sensibilisé par le sérum antistreptococ-

[1] Ross Thompson, Emploi d'un mélange de vaccins dans les maladies infectieuses (*New. York med. Journal*, n° 2, 1912).

[2] Odier, Les vaccins sensibilisés et leur application au traitement des tumeurs malignes (*Soc. méd. de la Suisse romande*, 31 octobre 1912).

cique pendant son hypervirulence. Ce bacille sensibilisé, injecté au lapin à dose six fois plus forte, ne le tue plus, mais l'immunise en vingt-quatre heures.

Mode d'action. — En présence du sarcome, le vaccin streptococcique sensibilisé détermine la formation d'une substance empêchante qui s'oppose au développement du sarcome.

Indications. — *Tumeurs malignes.*

TABLE ALPHABÉTIQUE

6685-13. — Corbeil. Imprimerie CRÉTÉ.

www.ingramcontent.com/pod-product-compliance
Ingram Content Group UK Ltd.
Pitfield, Milton Keynes, MK11 3LW, UK
UKHW021849190726
13855UKWH00001B/219